퇴근 후, 스트레칭

퇴근 후, 스트레칭

— 일상 속 나를 위한 쉼표,

글/사진 정민교
그림 김수지

R

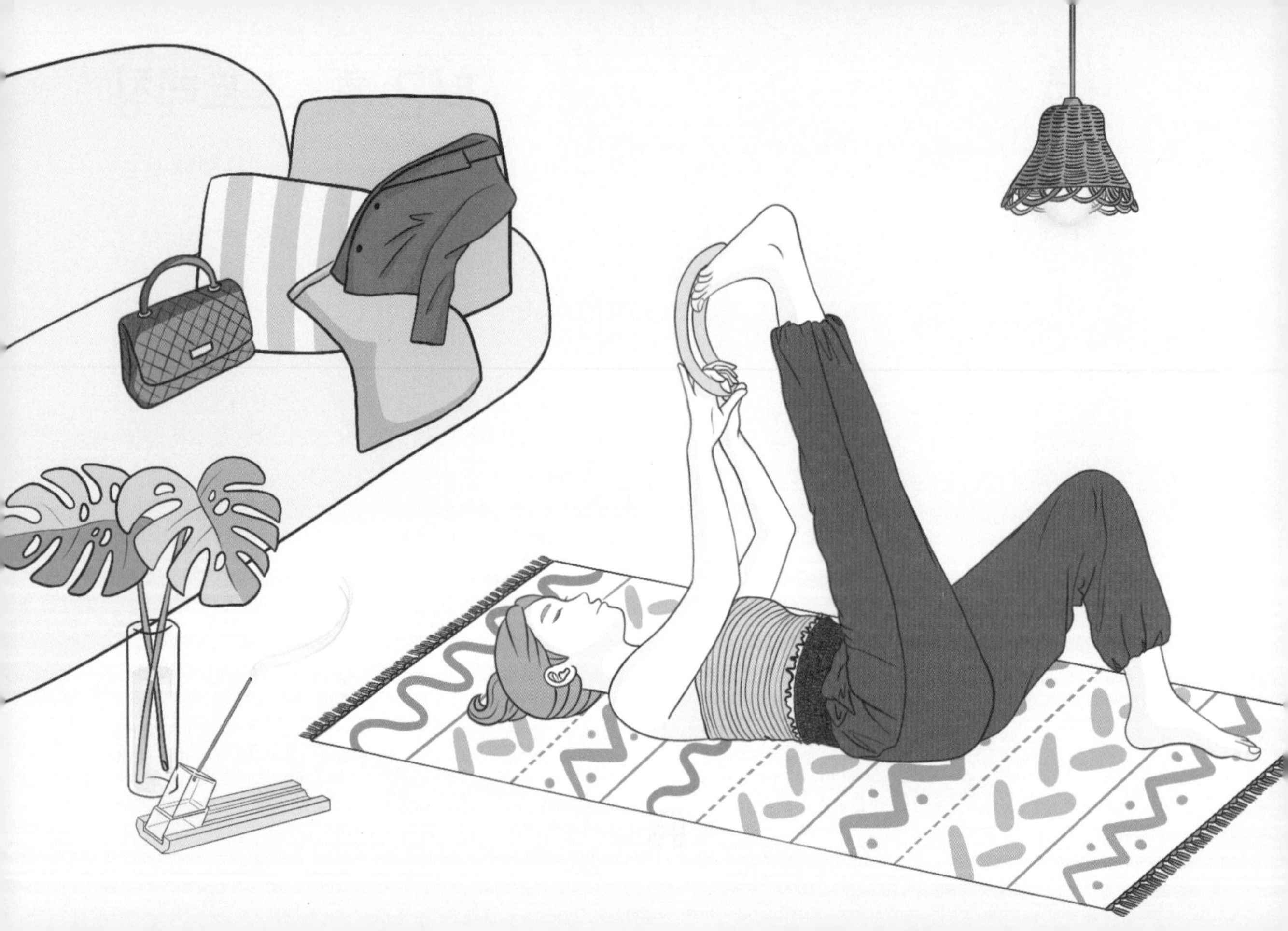

퇴근 후,
스트레칭

저는 고기와 치즈를 좋아하는 나쁜 요기이지만 요가는 채식주의자부터 고기 러버까지 모든 사람을 위한 것이라고 굳게 믿고 있어요

요가를 시작한 후, 저에게 여러 가지 변화가 생겼어요. 여기저기 아프던 몸이 건강해진 것은 물론이고 수행을 통해 나를 알아가는 시간은 저를 평범한 가정주부에서 요가강사, 사업가로 변신할 수 있게 만들었어요. '엄마를 보면 뭐든지 할 수 있을 것 같다'고 말하는 딸에게 다 요가 덕분이라고 자신 있게 얘기한답니다. 매트에서 느끼는 도전 정신과 성취감, 마음을 비우고 내려놓음의 수행들은 서서히 삶을 변화시켜줍니다.

HOW TO YOGA가 SNS에 머물지 않고 여러분 가까이에 함께 할 수 있도록 출간 제안을 주신 리얼북스와 예쁜 일러스트로 책의 완성도를 높여준 수지 작가님께 감사의 말을 전해요.

그리고 이 책을 계기로 뼛속까지 내향형 'I'의 삶을 살고 있는 제가 다시 한번 변화하는 기회가 되었으면 합니다. 저의 가장 큰 즐거움은 요가를 함께 나누는 것이니까요.

2023년 봄

성공한 요가 덕후, 민스

목차

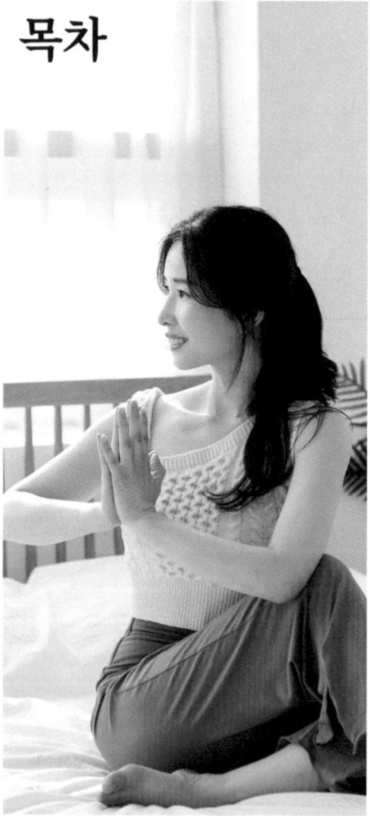

프롤로그 • 004

routine #1
스트레칭 준비하기

1. 바르게 앉기 • 010
2. 호흡하기 • 011
3. 도구 준비 • 014
4. 〈퇴근 후, 스트레칭〉 활용법 • 016

routine #2
건강하고 아름다운 몸을 위한 10개의 시퀀스

구부정한 자세 개선 • 020

01 실 꿰기 자세 변형 • 021
02 고양이 기지개 자세 • 024
03 반 활 자세 • 027
04 코브라 자세 • 030
05 누운 비틀기 자세 • 033
06 물고기 자세 • 036

틀어진 골반 교정 • 039

01 현 자세 • 040
02 90/90 스트레치 • 043
03 장작 쌓기 자세 • 046
04 소머리 자세 • 049
05 나비 자세 • 053
06 개구리 자세 • 056

다리 부종 쫙 빼기 • 059

01 왜가리 자세 • 060
02 비둘기 준비 자세 • 063
03 다운독 • 066
04 도마뱀 자세 • 070
05 반 원숭이 자세 • 073
06 피라미드 자세 • 076

미리미리 요통 예방 • 079

01 로우 런지 • 080
02 소고양이 자세 • 083
03 스핑크스 자세 • 087
04 아기 자세 • 090
05 오픈 북 스트레치 • 094
06 브리지 자세 • 097

지친 일상 마무리 피로함 풀기 • 100

01 소머리 자세의 팔 • 101

02 아기 요람 자세 • 104
03 반 물고기 자세 • 107
04 박쥐 자세 • 110
05 빗장 자세 • 114
06 로우 런지 트위스트 • 117

월요병 극복! 스트레스 해소 • 120

01 한 다리 상체 숙이기 • 121
02 앉아서 기울이기 • 124
03 누운 나비 자세 • 127
04 바람 빼기 자세 • 130
05 쟁기 자세 • 133

회식 후! 급찐급빠 • 137

01 한 다리 다운독 • 138
02 돌고래 자세 • 141
03 화환 자세 • 145
04 나무꾼 자세 • 148
05 여신 자세 • 151

앉아서 하는 업무 • 155

01 다리 벌려 상체 숙이기 • 156
02 하이 런지 • 159
03 하이 런지 트위스트 • 162
04 측각도 자세 • 165
05 삼각 자세 • 168
06 반달 자세 • 171

서서 하는 업무 • 174

01 누운 반 영웅 자세 • 175
02 누워서 다리 당기기 • 178
03 4자 다리 당기기 • 181
04 행복한 아기 자세 • 184
05 L자 다리 만들기 • 187

도전해보세요! • 190

01 원숭이 자세 • 191
02 활 자세 • 194
03 낙타 자세 • 196
04 스탠딩 스플릿 • 201
05 비둘기 자세 • 205
06 위를 향한 활 자세 • 208

routine #3
3분으로 개운해지는 5개의 간단 시퀀스

소파에서 하는 스트레칭 • 214

01 골반 앞면 스트레칭
02 허벅지 뒷면 스트레칭
03 옆구리 스트레칭

사무실에서 하는 스트레칭 • 216

01 W 모양 팔 만들기
02 상체 비틀기
03 4자 다리 만들기

벽을 이용한 스트레칭 • 218

01 아킬레스건 스트레칭
02 가슴 스트레칭
03 어깨 스트레칭

오십견 예방 밴드 스트레칭 • 220

01 앞에서 뒤로 돌리기
02 옆으로 돌리기
03 뒤에서 위아래로 움직이기

굽은 등 교정 폼롤러 스트레칭 • 222

01 흉추 스트레칭
02 어깨&가슴 스트레칭
03 가슴 스트레칭

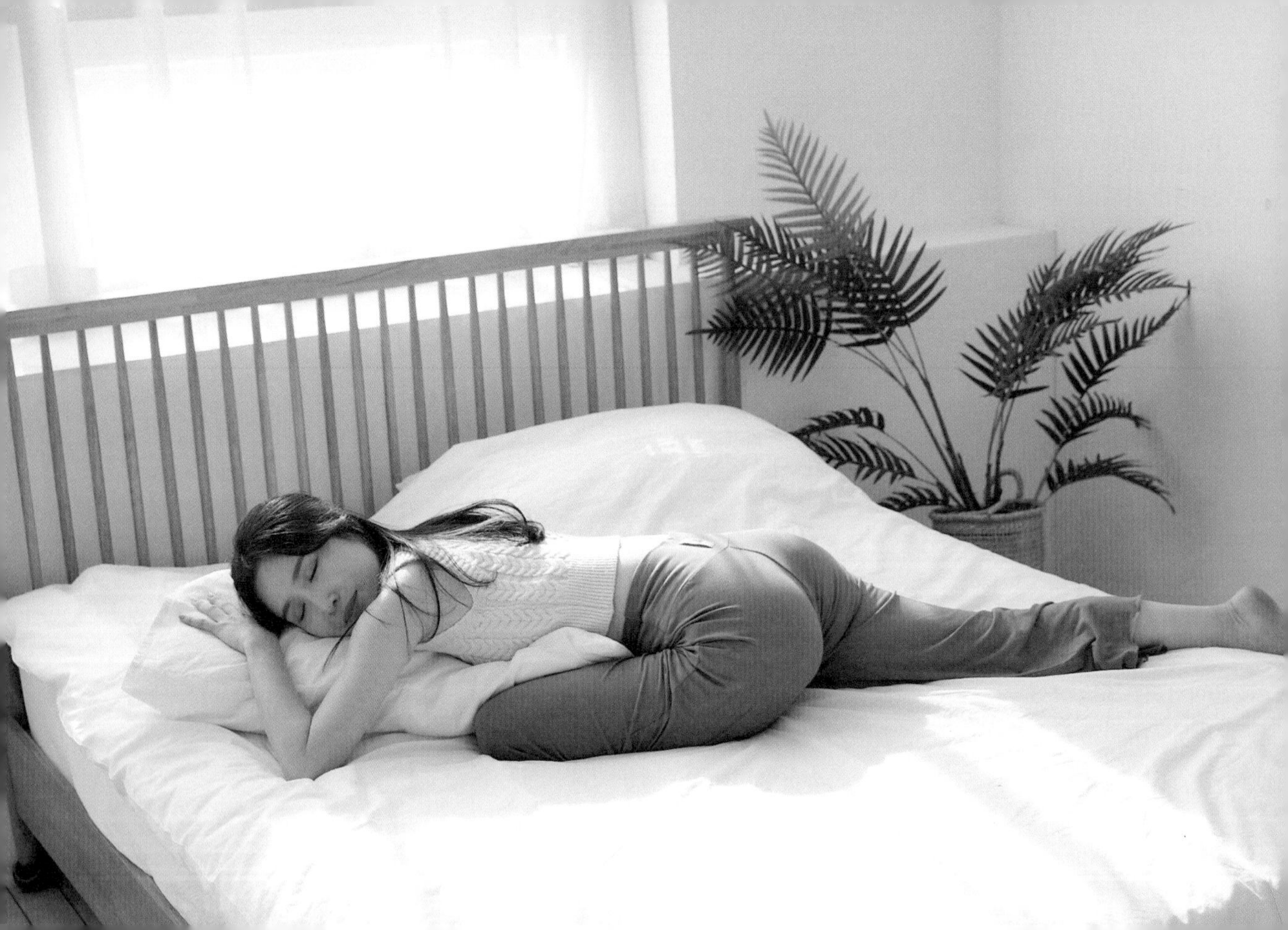

routine #1 스트레칭 준비하기

1. 바르게 앉기

편안하게 앉기 위해서는 골반의 각도가 중요합니다. 몸의 뒷면 근육이 짧아 바르게 앉기 불편한 경우 방석이나 담요의 가장자리에 좌골(골반을 이루는 좌우 한쌍의 뼈)을 얹어줍니다. 허리와 척추가 바로 세워지고 편안함을 느낄 수 있습니다.

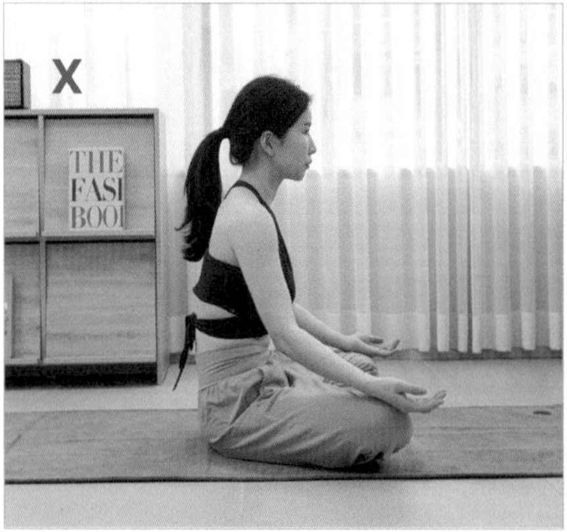

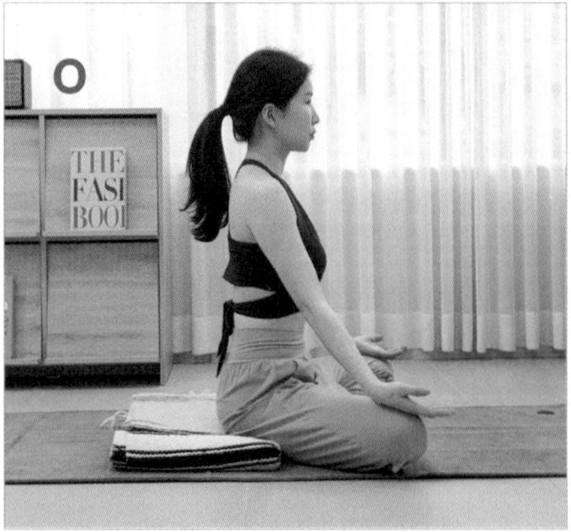

2. 호흡하기

호흡할 때는 몸의 움직임에 주의를 기울입니다. 몸속 공기의 흐름을 따라가 보기도 하고, 배의 움직임과 가슴, 어깨 갈비뼈의 움직임도 느껴보고 때로는 미세한 등의 움직임도 알아차릴 수 있습니다. 외부로 향한 의식을 온전히 나에게 집중합니다. 몇 번의 호흡만으로도 마음이 편안해짐을 느낄 수 있습니다.

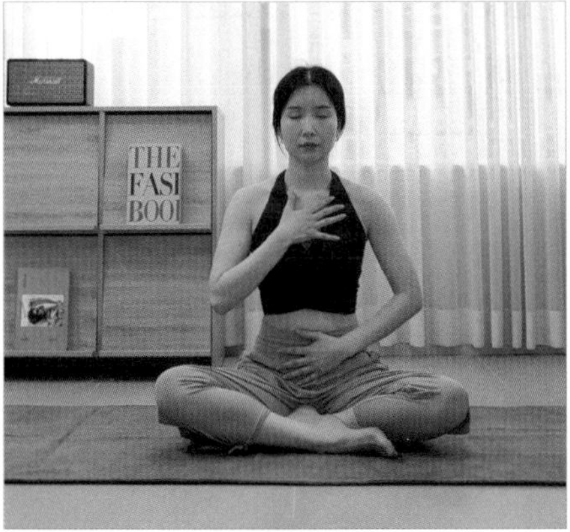

01 복식 호흡

[장점] 근육을 이완하고 몸의 긴장을 풀어줍니다.

① 한 손은 배에 한 손은 가슴에 올려 봅니다.
② 코로 숨을 깊게 마시며 복부-가슴-쇄골 순으로 부풀립니다. 억지로 복부를 부풀려 몸이 긴장하지 않도록 주의합니다.
③ 입으로 호흡을 내쉽니다. 쇄골-가슴-복부 순으로 빼내어 줍니다. 침대에 누워서 해도 좋습니다. 마음이 편안해질 때까지 호흡을 이어가며 자신만의 숨쉬기 리듬을 찾아봅니다.

02 흉식 호흡

[장점] 흉곽을 유연하게 해주고, 몸통 사이즈를 줄여줍니다.

① 두 손을 양쪽 갈비뼈 옆에 올려놓습니다.
② 코로 숨을 마시며 갈비뼈가 좌우 앞뒤로 부풀어 오릅니다. 아코디언을 상상해 봅니다.
③ 입으로 길게 내쉬며 몸통이 작아집니다. 코르셋을 입었다 생각해 봅니다.

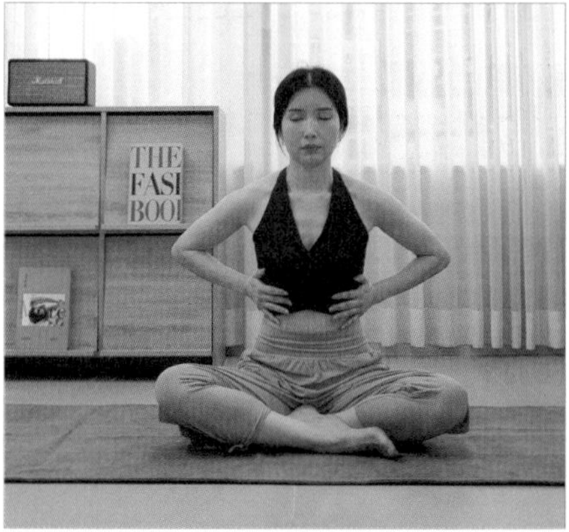

03 우짜이 호흡

[장점] 우짜이 호흡은 흉식 호흡과 비슷하나 코로 마시고 코로 내쉬는 호흡입니다. 마치 옆 사람에게 귓속말을 하듯 기도 부분을 약간 조이면서 공기의 마찰을 일으키는 호흡법입니다. 목구멍을 스치는 숨소리가 '흐~' 하며 발생합니다. 몸을 따뜻하게 만들어주는 효과가 있습니다.

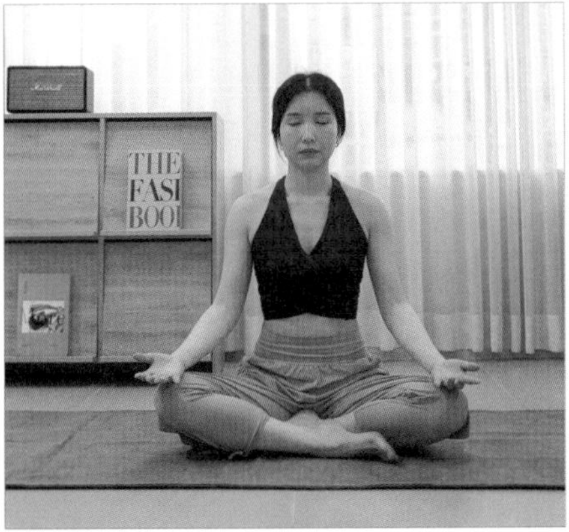

① 편안하게 앉아서 복부를 납작하게 만들어 준비합니다.
② 코로 숨을 천천히 마십니다. 갈비뼈는 옆으로 부드럽게 확장됩니다.
③ 내쉬는 숨은 코로 천천히 내뱉고 갈비뼈가 작아지며 복부가 한 번 더 수축합니다.
④ 호흡이 익숙해졌다면 마시는 숨의 길이보다 내쉬는 숨의 길이를 조금 더 길게 가져갑니다.

3. 도구 준비

01 요가매트

스트레칭 위주의 편안한 동작에는 10mm 두께의 도톰한 제품이 좋고 서 있는 균형 자세가 많다면 6mm 정도의 두께를 추천합니다. 6mm를 기본으로 사용하고 무릎이나 팔꿈치의 보호가 필요한 동작은 추가로 보조용 패드를 사용하면 아주 좋습니다. 가이드라인이 그려져 있는 매트는 초보자가 자세를 정렬하는 데 도움이 됩니다.

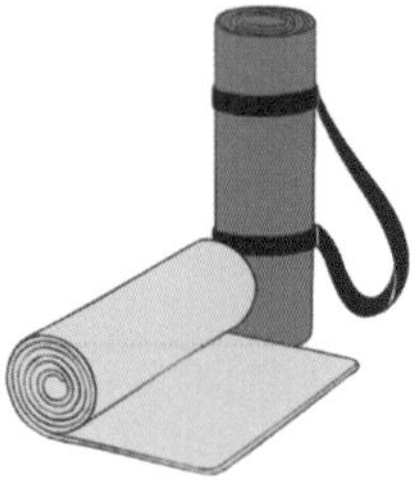

02 요가스트랩

유연성이 부족하여 자세가 흐트러질 때 사용합니다. 수건으로 대체할 수 있습니다.

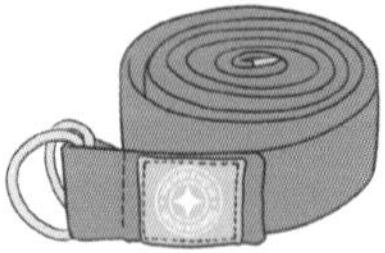

03 요가타올

손에 땀이 많은 타입이라면 매트 위에 추가로 타올을 까는 것이 좋습니다. 손발이 밀리는 것을 잡아주고 매트 청결에 도움이 됩니다. 건조한 상태에서는 미끄러우니 분무기로 물을 조금 분사해 촉촉하게 만들어주면 밀착력이 좋아집니다.

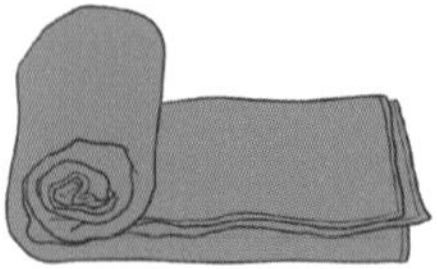

04 요가블록

초보자에게는 정확한 자세를 만들 수 있도록 도와주고 숙련자에게는 새로운 자극을 만들어주는 필수 도구입니다. 스트레칭이나 관절 아래에 받치는 용도는 소프트 타입, 균형 자세나 지지대 역할이 필요하다면 하드 타입으로 선택합니다.

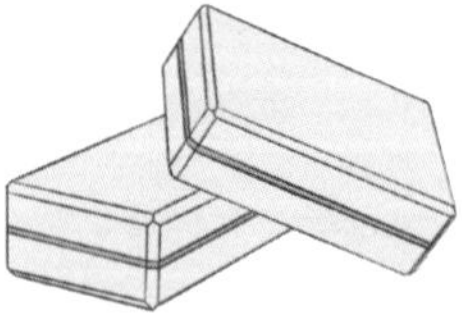

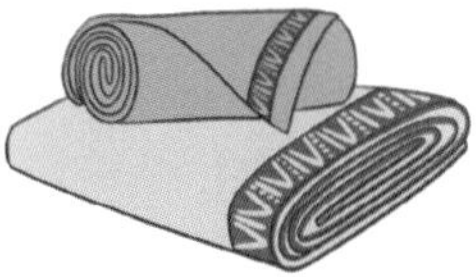

05 요가담요

뼈가 돌출된 부위를 보호하고 자세를 편안하게 만들어줍니다. 앉은 동작에서 꼬리뼈를 받쳐주어 허리와 등을 바르게 펴주고 '사바아사나' 동작에서 몸 위에 덮어주면 체온 유지에 도움이 됩니다.

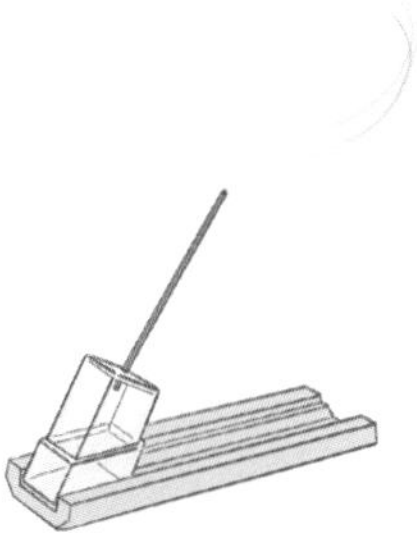

07 인센스

기분 좋은 향으로 분위기를 전환하고 마음을 진정시킵니다. 잔향이 오래 남으며 냄새 제거에도 효과적입니다. 인센스를 즐긴 후 환기는 필수입니다.

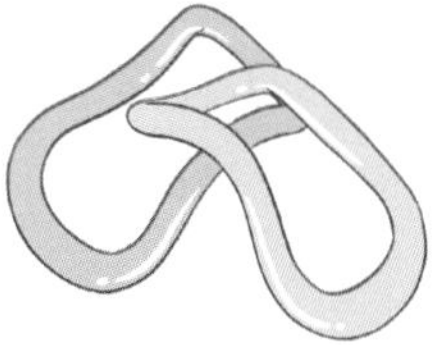

06 요가링

요가링은 척추의 곡선을 본떠 만든 도구입니다. 요가 수업 전에 뭉친 근막과 근육을 풀어주면 부상의 위험을 줄일 수 있고 유연성이 떨어진다면 링을 신체 부위에 걸어서 스트랩 대용으로 사용할 수 있습니다.

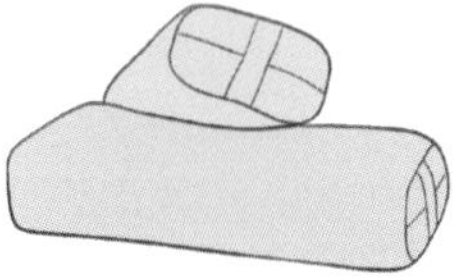

08 요가볼스터

원형 또는 사각 형태로 몸의 긴장과 압박감을 덜어주어 편안한 휴식을 도와줍니다. 커다란 베개로 대체할 수 있습니다.

4. <퇴근 후, 스트레칭> 활용법

이 책은 15개의 파트로 나누어져 있습니다. 고민 부위의 자세들을 순서대로 이어서 하면 멋진 시퀀스가 완성됩니다.
요가는 포토제닉하고 완벽한 자세를 만들기 위해 하는 것이 아님을 반드시 기억합니다. 아사나를 통해 내 몸을 알아가고 호흡을 통해 마음을 고르게 하여 외부의 어떤 상황에서도 흔들림이 없도록 내공을 다지는 것이 목표입니다.

요가 자세

(한국어/영어/산스크리트어) 자세의 이름을 안내합니다.

난이도

일반적인 수치를 표기합니다. 사람은 모두 똑같지 않으며 개인이 느끼는 난이도는 천차만별입니다.

효과

자세가 주는 주요 효과를 알아봅니다.

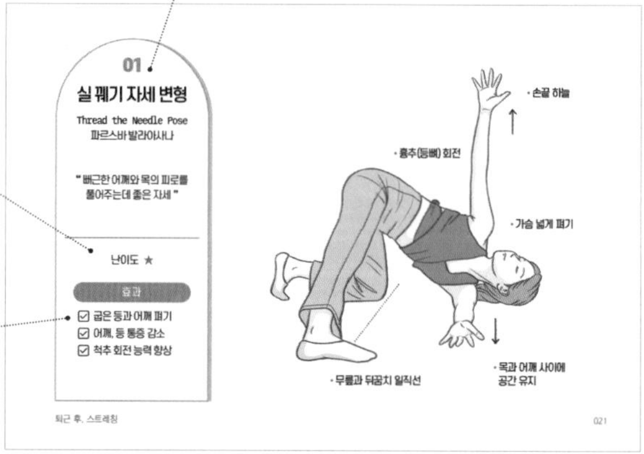

따라 하기

시작, 과정, 완성 자세를 따라 합니다.

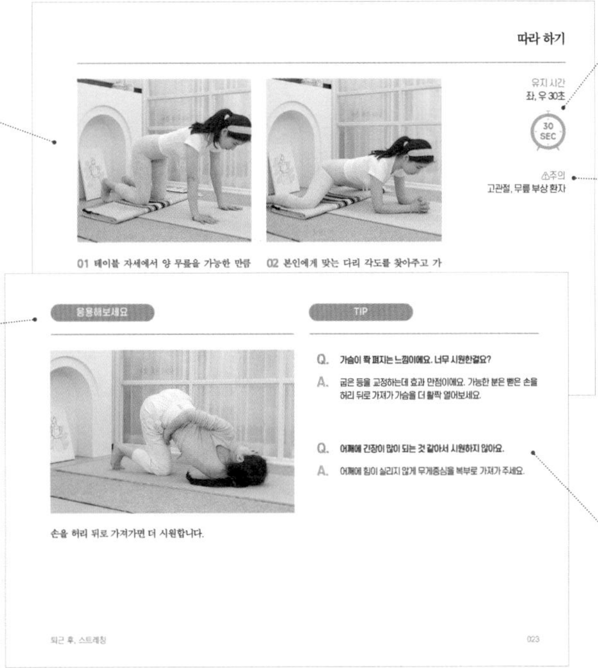
따라 하기

01 테이블 자세에서 양 무릎을 가능한 만큼

02 본인에게 맞는 다리 각도를 찾아주고 가

유지 시간
좌, 우 30초

30 SEC

⚠주의
고관절, 무릎 부상 환자

응용해보세요

손을 허리 뒤로 가져가면 더 시원합니다.

TIP

Q. 가슴이 쫙 펴지는 느낌이에요. 너무 시원한걸요?

A. 굽은 등을 교정하는데 효과 만점이에요. 가능한 분은 뻗은 손을 허리 뒤로 가져가 가슴을 더 활짝 열어보세요.

Q. 어깨에 긴장이 많이 되는 것 같아서 시원하지 않아요.

A. 어깨에 힘이 실리지 않게 무게중심을 복부로 가져가 주세요.

퇴근 후, 스트레칭

023

유지 시간

개인의 신체 조건에 따라 시간을 조절하여 줍니다.

주의

특정 부위에 효과가 있다는 말은 그곳의 근육과 관절을 집중적으로 사용한다는 뜻입니다. 약하거나 부상이 있는 경우 특별히 주의를 기울여야 합니다.

응용해보세요

난이도를 조절할 수 있도록 변형 동작을 알려드립니다.

TIP

자주 하는 질문을 통해 좀 더 편안한 스트레칭 시간을 만들 수 있습니다.

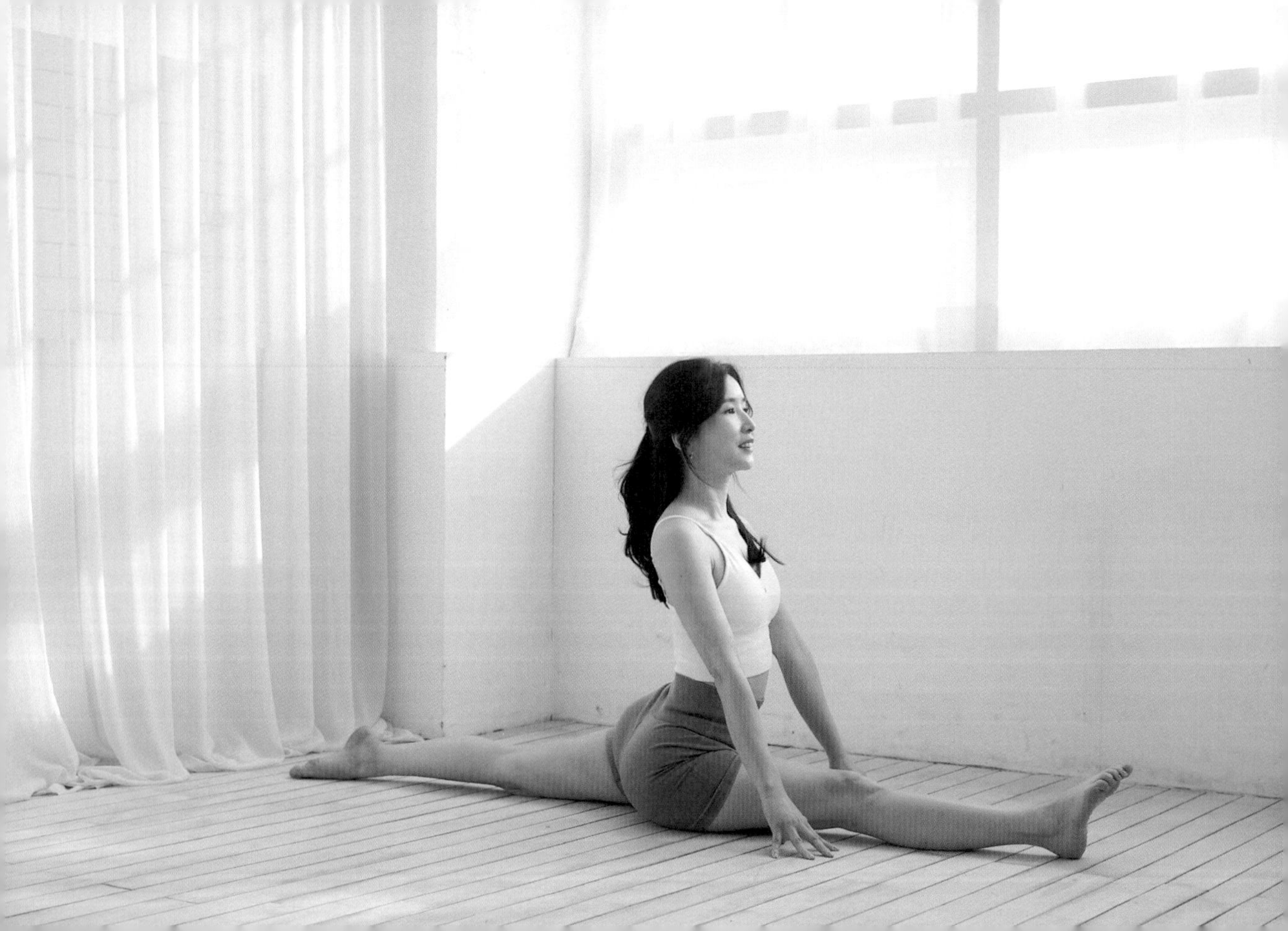

routine #2

건강하고 아름다운 몸을 위한 10개의 시퀀스

구부정한 자세 개선

하루 종일 컴퓨터 앞에 앉아서 일하는 당신. 퇴근할 때는 지하철에서 목을 앞으로 쭉 빼고 스마트폰을 보는 모습. 우리는 점점 거북이가 되어가고 있습니다. 호감 가는 첫인상은 단 3초 만에 결정됩니다. 소심해 보이는 굽은 등을 펴고 자신감 넘치는 파워 당당한 모습으로 다시 태어나보세요.

시퀀스 미리보기

실 꿰기 자세 변형

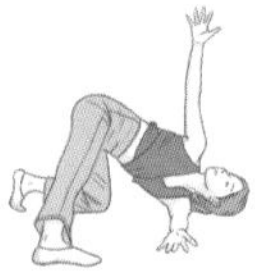

고양이 기지개 자세

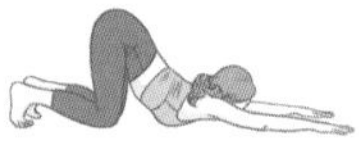

반 활 자세

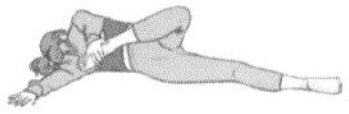

코브라 자세

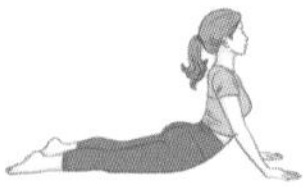

누운 비틀기 자세

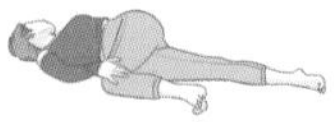

물고기 자세

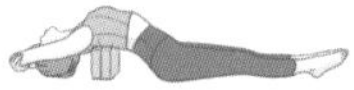

01

실 꿰기 자세 변형

Thread the Needle Pose
파르스바 발라아사나

" 뻐근한 어깨와 목의 피로를 풀어주는데 좋은 자세 "

난이도 ★

효과

- ☑ 굽은 등과 어깨 펴기
- ☑ 어깨, 등 통증 감소
- ☑ 척추 회전 능력 향상

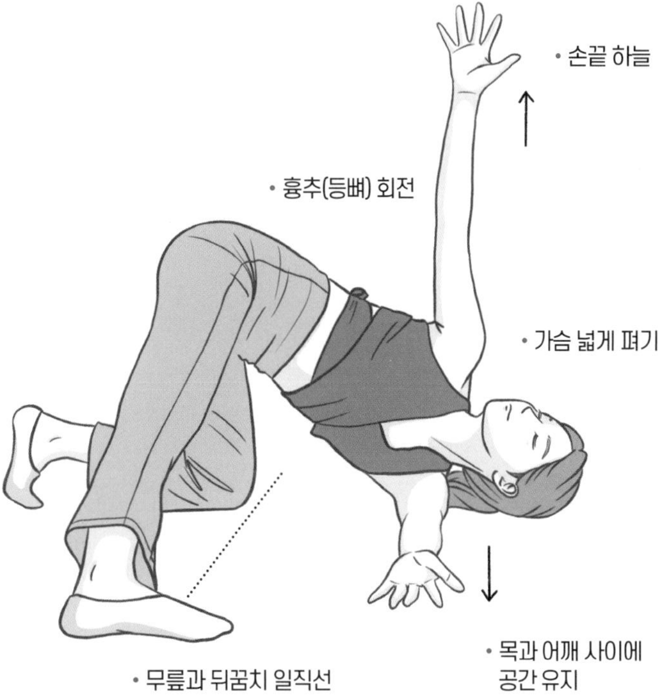

따라 하기

유지 시간
좌, 우 30초

30 SEC

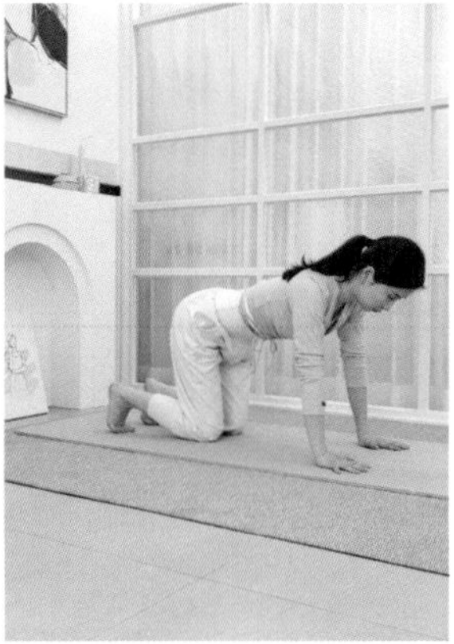

01 테이블 자세에서 시작합니다.

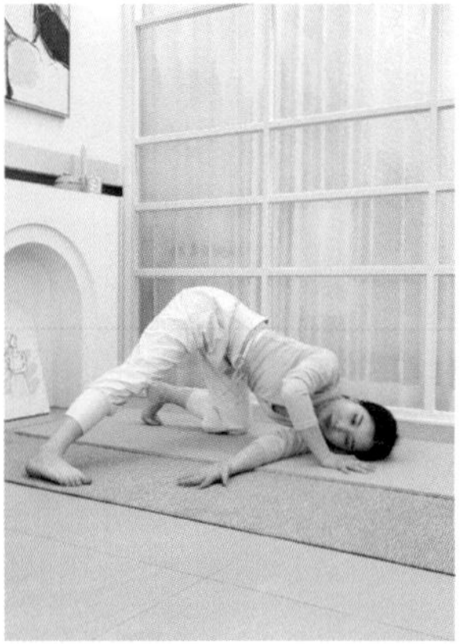

02 오른 다리는 옆으로 뻗고 왼손은 오른쪽 어깨 공간 사이로 넣어 어깨와 머리의 옆면을 바닥에 놓아줍니다.

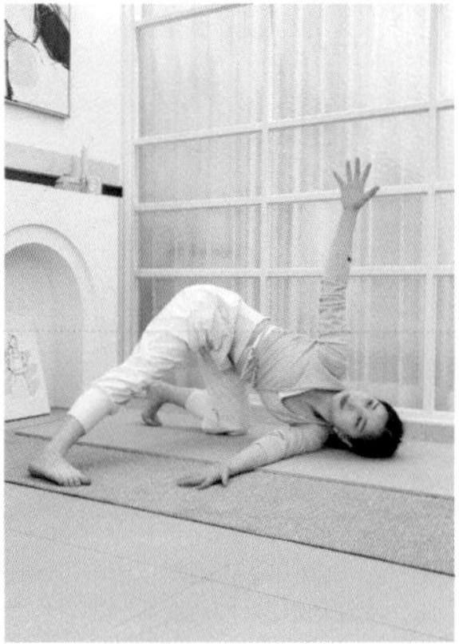

03 오른손은 하늘로 뻗어주세요.

응용해보세요

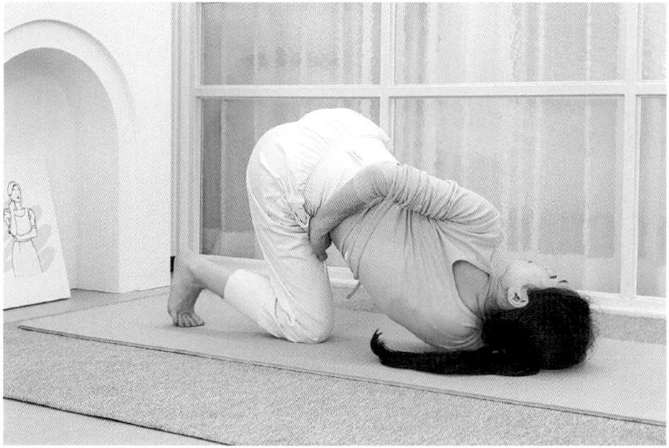

손을 허리 뒤로 가져가면 더 시원합니다.

TIP

Q. 가슴이 쫙 펴지는 느낌이에요. 너무 시원한걸요?

A. 굽은 등을 교정하는데 효과 만점이에요. 가능한 분은 뻗은 손을 허리 뒤로 가져가 가슴을 더 활짝 열어보세요.

Q. 어깨에 긴장이 많이 되는 것 같아서 시원하지 않아요.

A. 어깨에 힘이 실리지 않게 무게중심을 복부로 가져가 주세요.

02

고양이 기지개 자세

Puppy Pose
우타나 시소아사나

" 왠지 요염하게 할수록
효과가 배가 되는 것 같은 자세 "

난이도 ★★

효과

☑ 굽은 등과 어깨 펴기
☑ 척추 유연성 향상
☑ 변비 개선

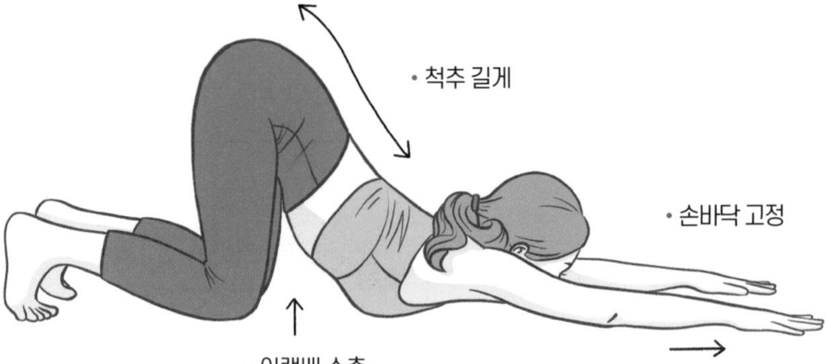

유지 시간
30초

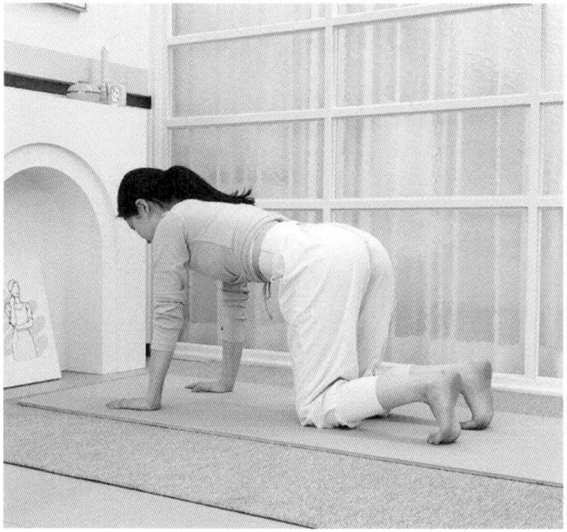

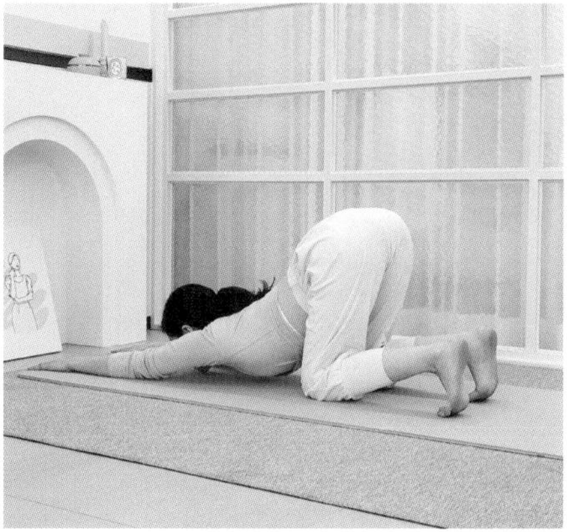

01 테이블 자세에서 30cm 앞으로 손을 뻗습니다.

02 가슴을 바닥 향해 천천히 낮춥니다.

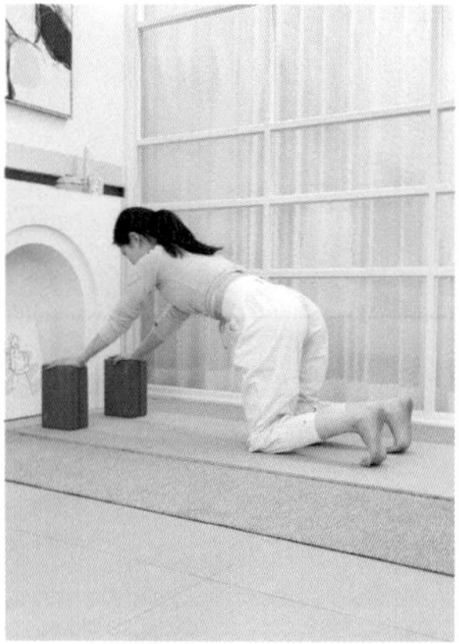
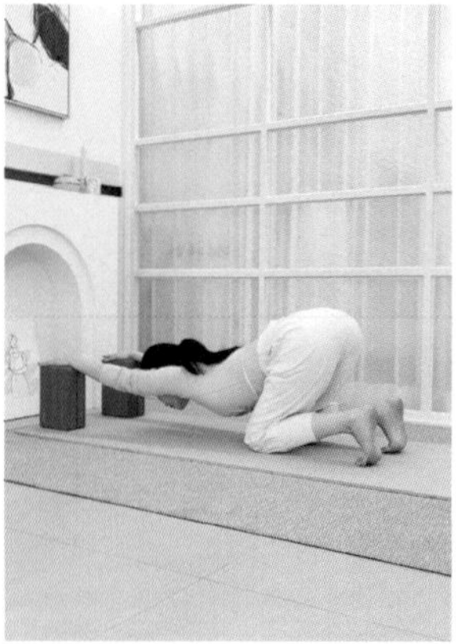

TIP

Q. 동작을 하면 어깨가 빠질 것 같아서 무서워요.

A. 그럴 때는 엉덩이를 살짝 뒤로 이동해주거나 손 아래에 요가 블록을 놓고 해보세요. 난이도가 낮아져요.

03

반 활 자세

Half Side Lying Bow Pose
에카 파다 파르스바 다누라아사나

" 말린 어깨를 시원하게 펴는 사이다 동작으로 타이트해진 가슴 앞면 근육을 늘리기 좋은 자세 "

난이도 ★★

효과

- ☑ 말린 어깨 펴기
- ☑ 어깨 결림 해소
- ☑ 등과 엉덩이 근육 강화

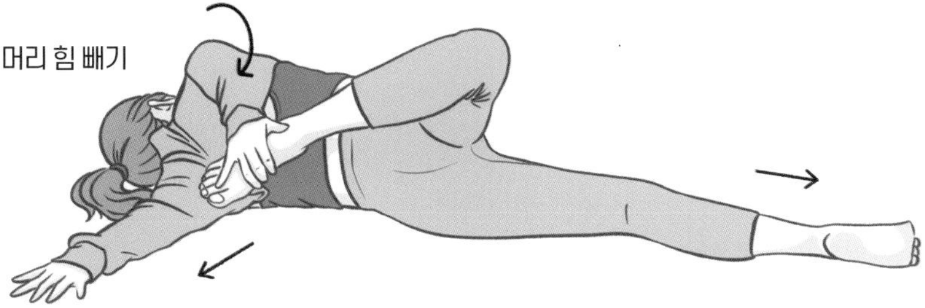

따라 하기

유지 시간
좌, 우 30초

30 SEC

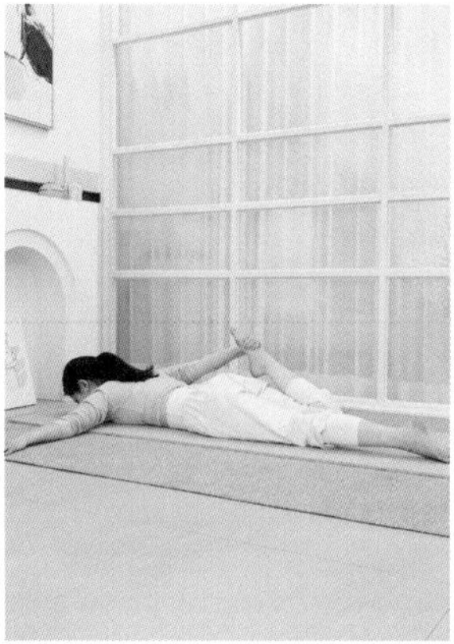

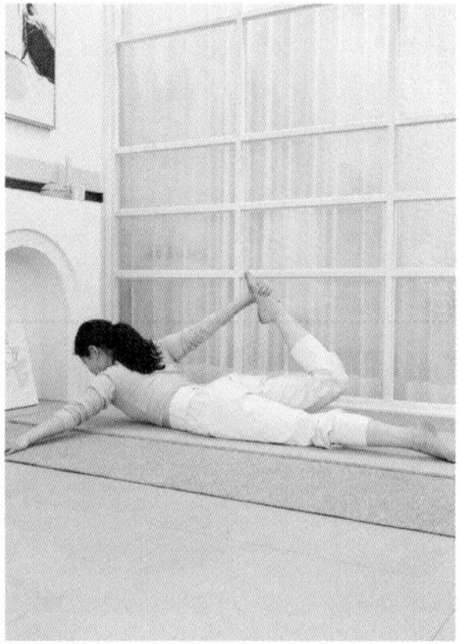

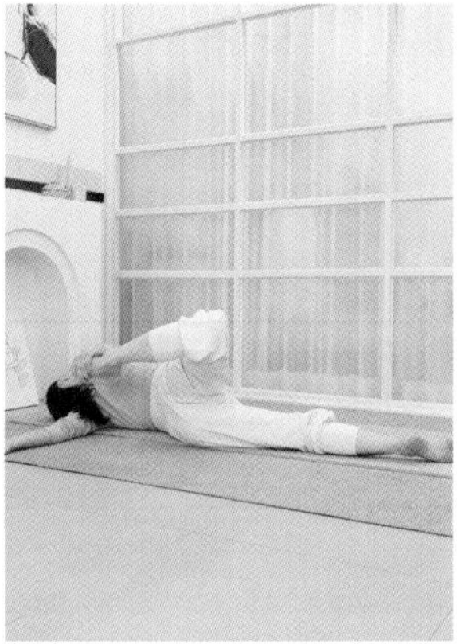

01 엎드려 누운 자세에서 왼손은 옆으로 나란히, 오른손은 발을 잡습니다.

02 발등을 멀리 밀어내 상체를 들어주고 천천히 몸을 넘겨줍니다.

응용해보세요

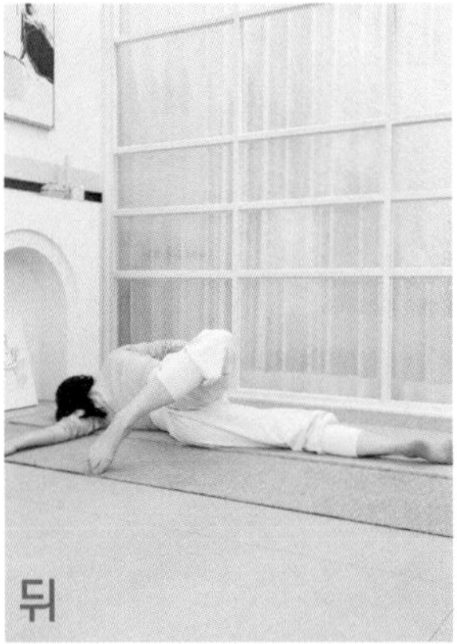

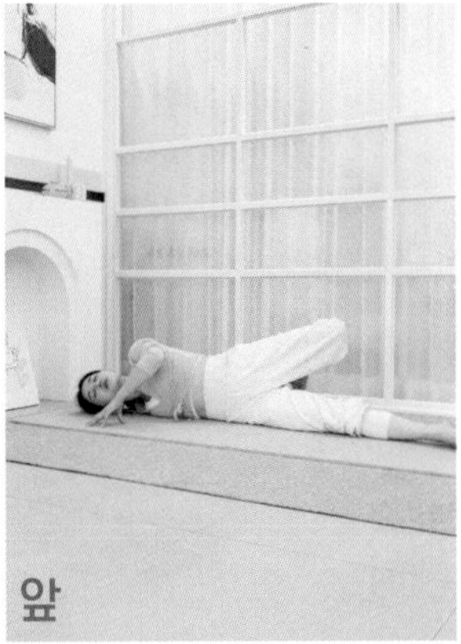

힘들다면 발을 잡은 손을 풀어서 온전히 어깨 스트레칭에만 집중합니다.

TIP

Q. 몸이 너무 뻣뻣해서 손으로 발을 잡으면 몸을 돌릴 수가 없어요.

A. 먼저 몸을 넘긴 후 손으로 발을 잡아도 좋아요. 임산부도 복부가 갑자기 눌리지 않도록 순서를 바꿔주면 좋아요. 옆으로 자는 분들은 가슴 앞 근육이 특히 짧아지기 쉬우니 자는 자세도 점검해 보세요.

04

코브라 자세

Cobra Pose
부장가아사나

" 백 세까지 튼튼한 척추와 허리를
만드는 척추 기립근 강화 자세 "

난이도 ★★

효과

- ☑ 척추 유연성 향상
- ☑ 등과 척추 기립근 강화
- ☑ 복부 스트레칭

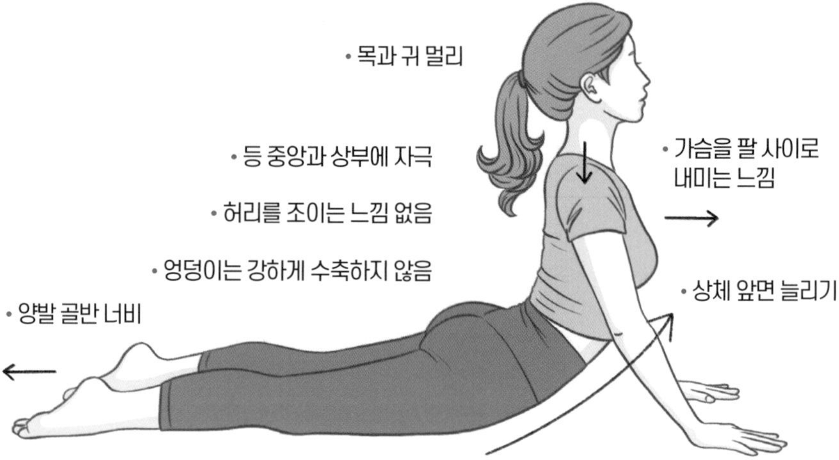

따라 하기

유지 시간
30초

30 SEC

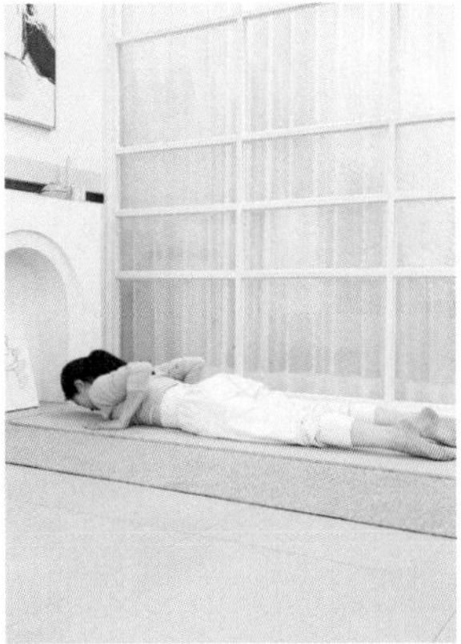

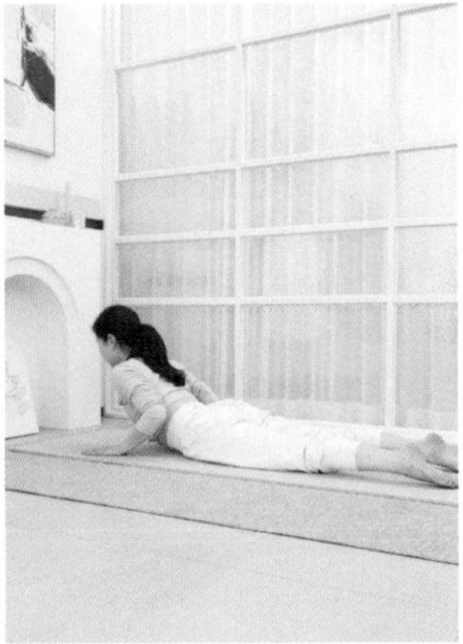

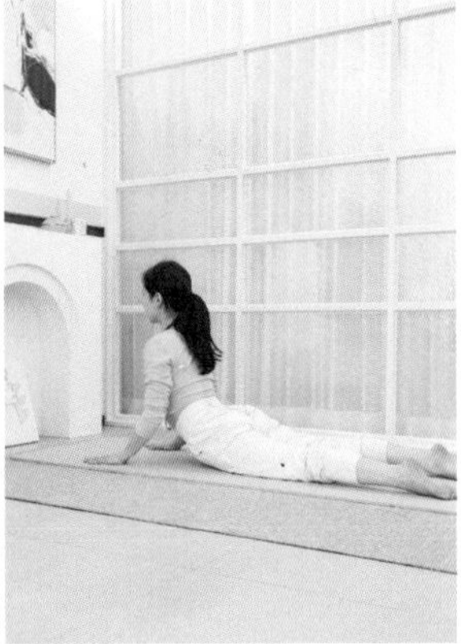

01 엎드린 상태에서 양손은 가슴 옆에 놓고 두 다리는 골반 너비로 벌려줍니다.

02 척추의 힘으로 머리-가슴 순으로 상체를 들어 올립니다.

03 더 이상 올라올 수 없을 때 손으로 바닥을 밀어내서 가능한 만큼 상체를 세워줍니다.

응용해보세요

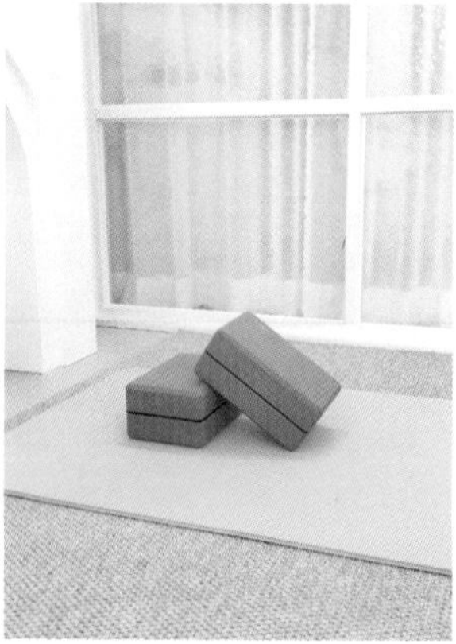

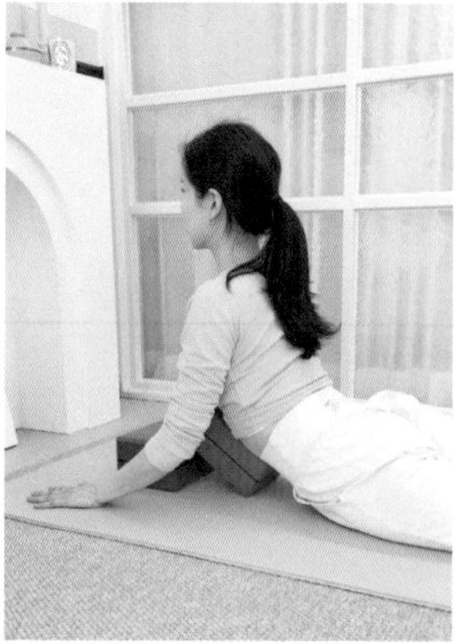

척추가 뻣뻣한 분들은 요가블록의 도움을 받아
동작을 수행합니다.

TIP

Q. 허리가 아파요.

A. 무작정 허리만 꺾어서 높이 올리려고 하면 허리 사이의 공간이 좁아져서 압박이 느껴지고 통증이 있을 수 있어요. 엉덩이를 너무 조이지 말고 가슴을 손 사이 공간으로 내미는 방향성을 가지고 동작해주세요. 허리가 편안해져요.

05

누운 비틀기 자세

Reclined Spinal Twist
숩다 마첸드라아사나

" 하루 1분 투자로
라운드 숄더 교정과 허리 건강을
지킬 수 있는 자세 "

난이도 ★

효과

- ☑ 흉추 회전 능력 향상
- ☑ 엉덩이 스트레칭
- ☑ 장내 독소 제거

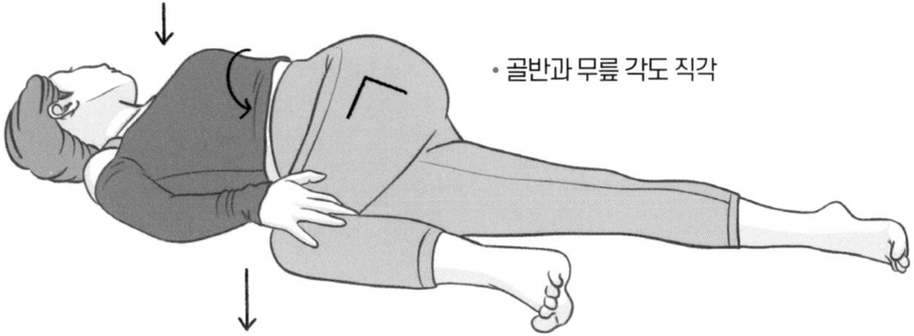

따라 하기

유지 시간
좌, 우 30초

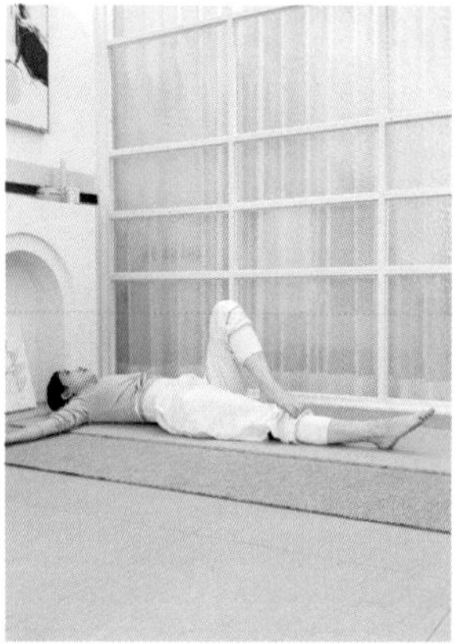

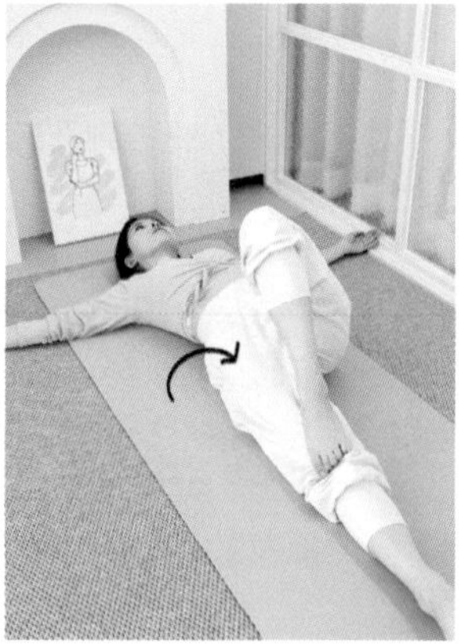

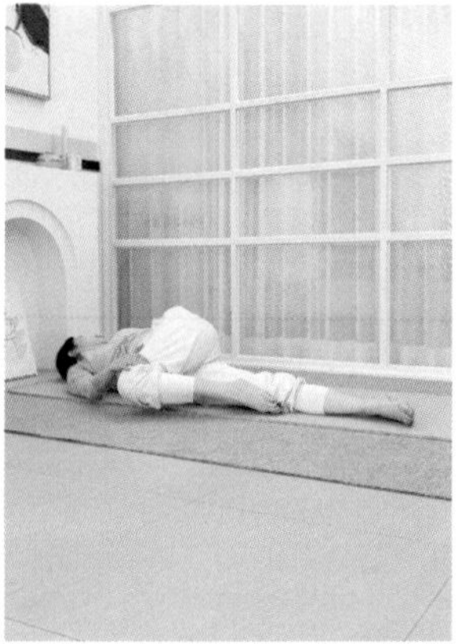

01 십자가 모양으로 누워 왼발을 오른 무릎 위에 올려줍니다.

02 엉덩이를 들어 올려 왼쪽으로 한 뼘 이동합니다.

03 어깨가 뜨지 않는 정도까지만 내려가고 손은 무릎 위에 올려놓습니다. 시선은 반대를 향합니다.

TIP

Q. 남들은 시원하다고 하는데 허리도 불편하고 어깨도 너무 아파요.

A. 엉덩이의 유연성도 필요한 동작이에요. 무릎을 바닥에 붙이려고 억지로 누르면 어깨가 긴장될 수 있어요. 무릎 아래에 쿠션을 받쳐보세요. 한결 편안하답니다.

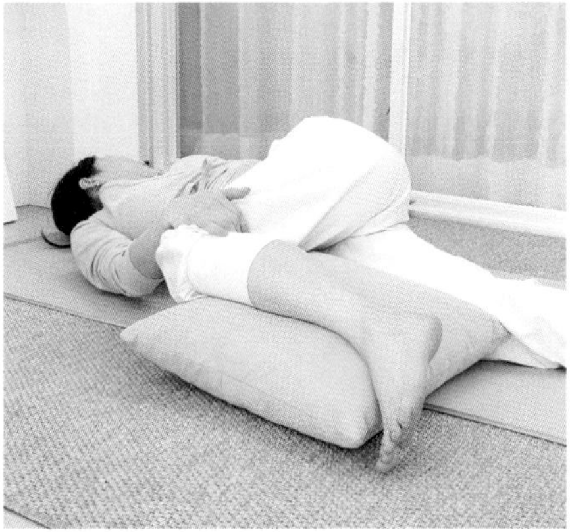

06

물고기 자세

Fish pose
마츠야아사나

" 요가블록과 폼롤러,
두툼한 쿠션을 사용해
움츠러든 가슴을 펴는 자세 "

난이도 ★

효과

- ☑ 굽은 등과 가슴을 펴줌
- ☑ 폐와 심장 강화
- ☑ 생리통 완화

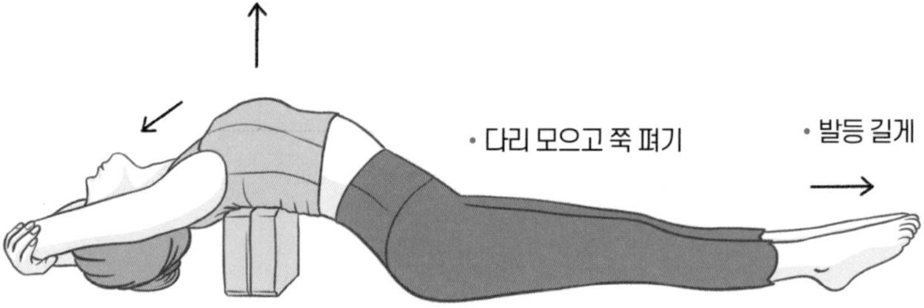

★ 브래지어선 아래에 요가블록 받치기
머리가 뜨는 경우는 블록 높이 낮추기

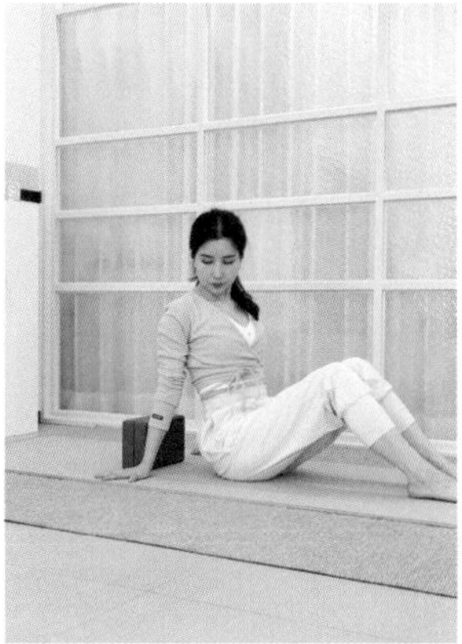

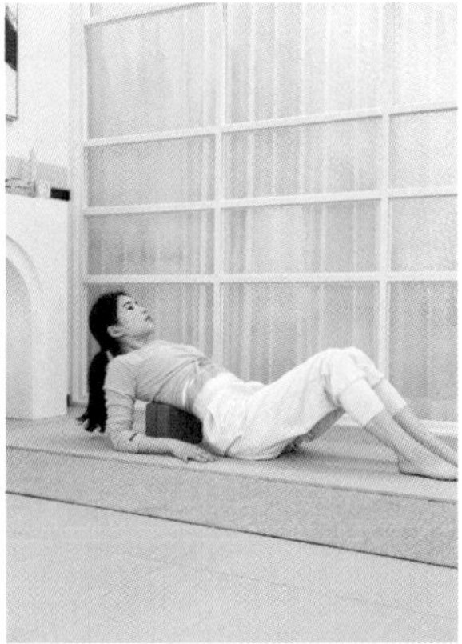

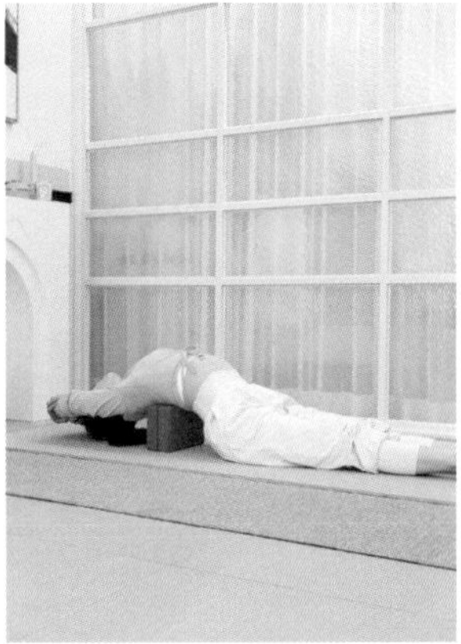

유지 시간
30초

01 몸 뒤쪽에 요가블록을 놓습니다.

02 브래지어선 아래가 요가블록 위에 놓일 수 있게 천천히 눕습니다.

03 가능하면 두 다리를 뻗고 두 손은 머리 위에서 팔꿈치를 잡습니다.

응용해보세요

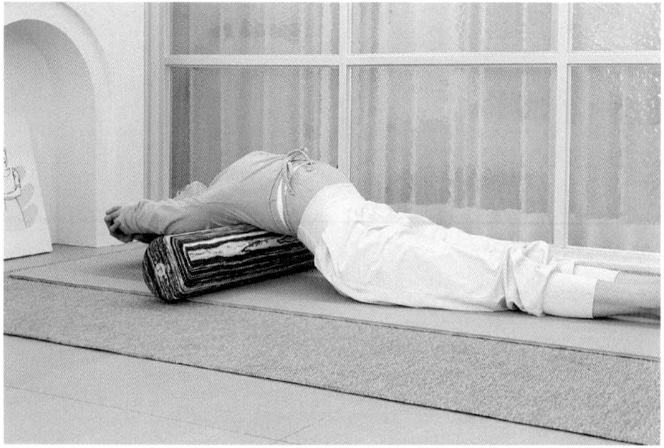

폼롤러(두툼한 쿠션도 가능)를 이용해도 좋습니다.

TIP

Q. 숨쉬기가 너무 힘들어요.

A. 가슴이 많이 움츠러든 경우에는 숨 쉬는 것이 불편할 수 있어요. 등 높이를 낮추거나 머리 아래에 낮은 베개를 놓아서 단차를 줄여보세요. 그리고 호흡을 얇고 짧게 해주면서 적응하면 조금씩 좋아질 거예요.

Q. 목디스크가 있는데 괜찮은가요?

A. 괜찮아요. 자세에서 빠져나올 때 목에 무리 가지 않도록 조심히 돌아오세요.

틀어진 골반 교정

혹시 지금 다리를 꼬고 있는지 내 자세를 체크해보세요. 골반이 틀어지면 다이어트를 해도 하체 살이 잘 빠지지 않습니다. 평상시 무심코 하는 불량 자세들을 바르게 고치고 고관절과 골반의 순환을 돕는 6가지 마법의 동작을 순서대로 무조건 따라 하다 보면 하루가 다르게 몸의 라인이 달라지는 것을 느낄 수 있습니다.

시퀀스 미리보기

현 자세

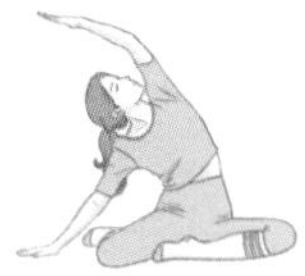

90/90 스트레치

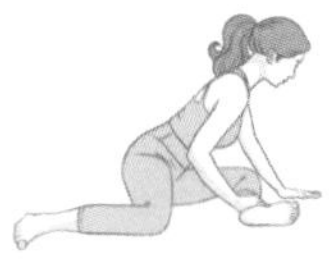

장작 쌓기 자세

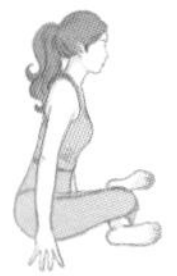

소머리 자세

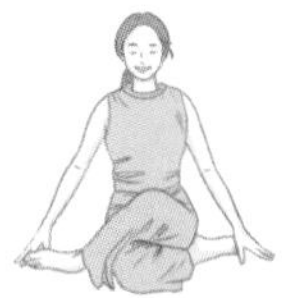

나비 자세

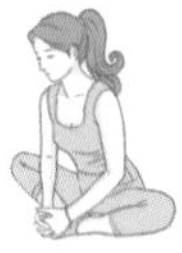

개구리 자세

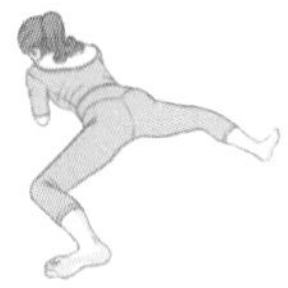

01

현 자세

Side Mermaid Stretch

" 잘록한 허리 라인을
만드는 데 도움이 되는 자세 "

난이도 ★

효과

- ☑ 고관절 유연성 향상
- ☑ 옆구리 군살 제거
- ☑ 생리통 예방

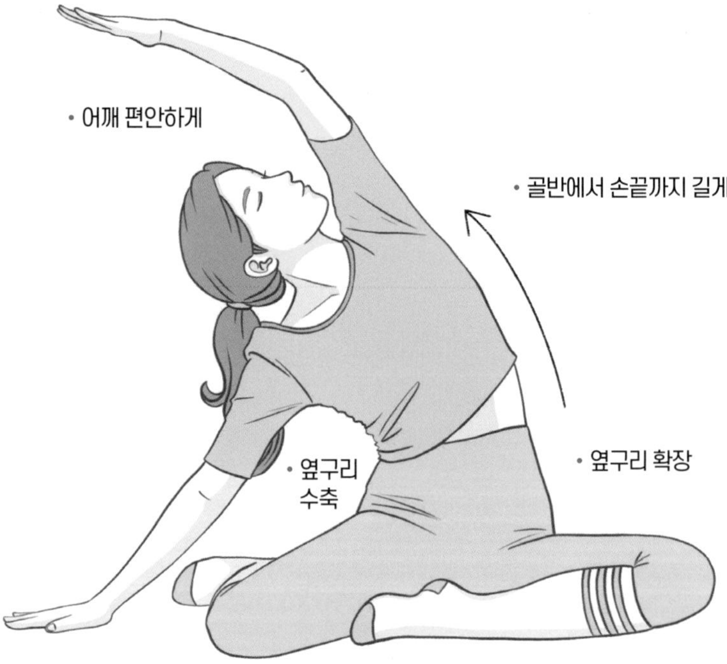

따라 하기

유지 시간
좌, 우 30초

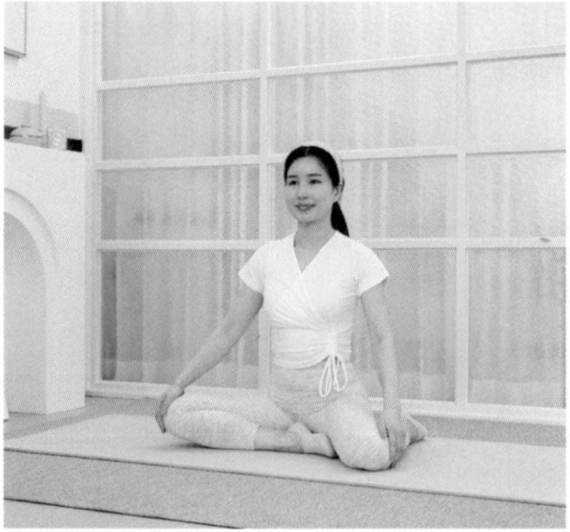

01 왼 다리 뒤꿈치는 회음부 앞, 오른 다리는 뒤로 접습니다.

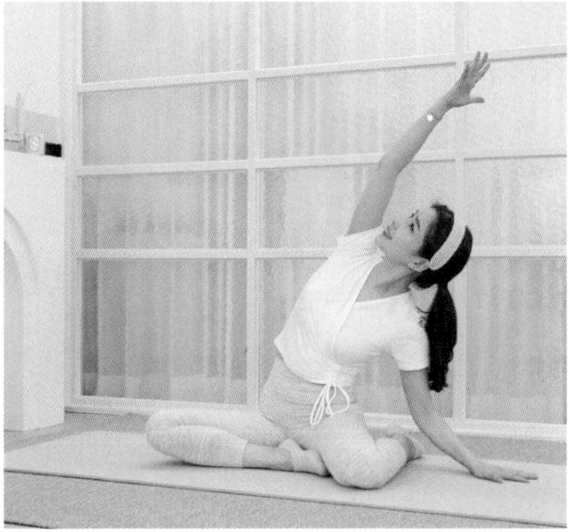

02 내쉬는 숨에 오른쪽으로 기울여 내려갑니다.

응용해보세요

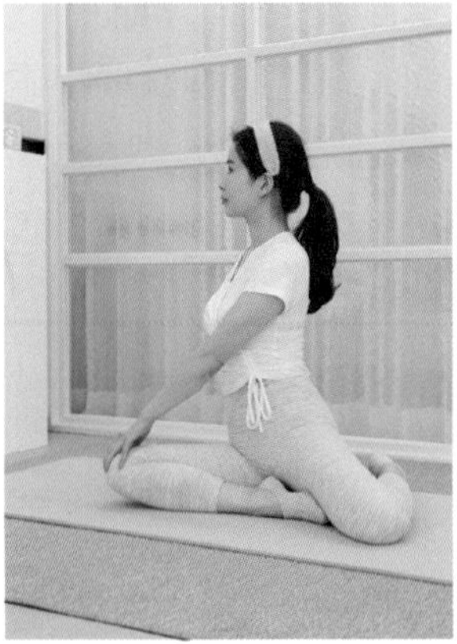

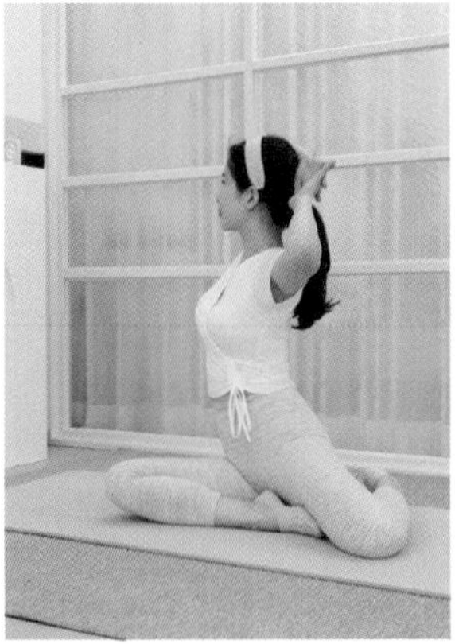

오른쪽 골반을 들어 몸을 왼쪽으로 바라봅니다.
가능하면 가슴도 활짝 열어봅니다.

TIP

Q. 한쪽 골반이 자꾸 공중에 떠서 아무리 내리려고 해도 안 되는데 방법이 없을까요?

A. 뼈의 모양이나 고관절의 유연성은 사람마다 다르기 때문에 바닥에 닿지 않을 수 있어요. 무리하게 누르면 부상이 올 수 있으니 주의해주세요. 엉덩이 아래에 담요를 깔아주면 편안해질 거예요.

02

90/90 스트레치

90/90 Stretch

" 고관절의 내·외회전을 연습하고
부드럽게 움직일 수 있게
기름칠해주는 자세 "

난이도 ★★

효과

- ☑ 고관절 유연성 향상
- ☑ 엉덩이 스트레칭
- ☑ 하체 혈액 순환

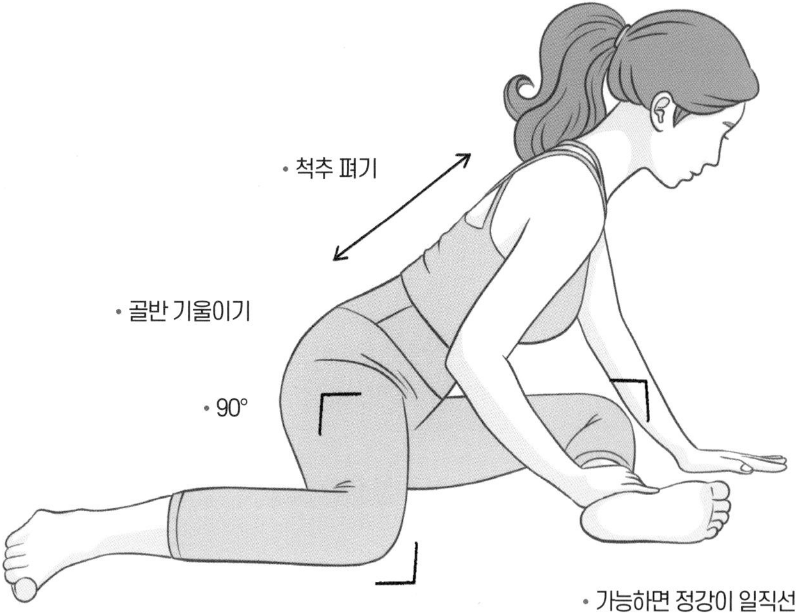

따라 하기

유지 시간
30초

30 SEC

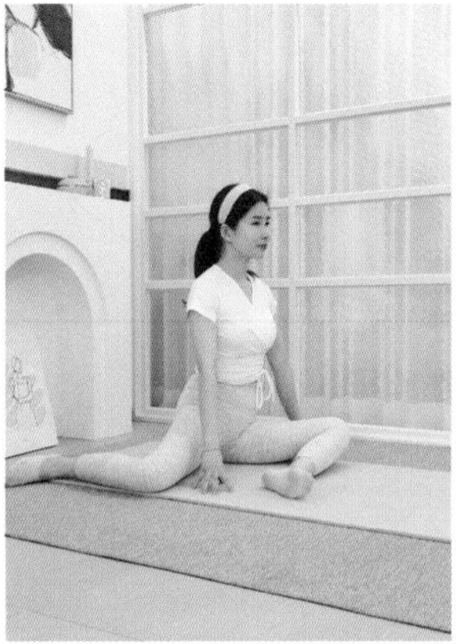

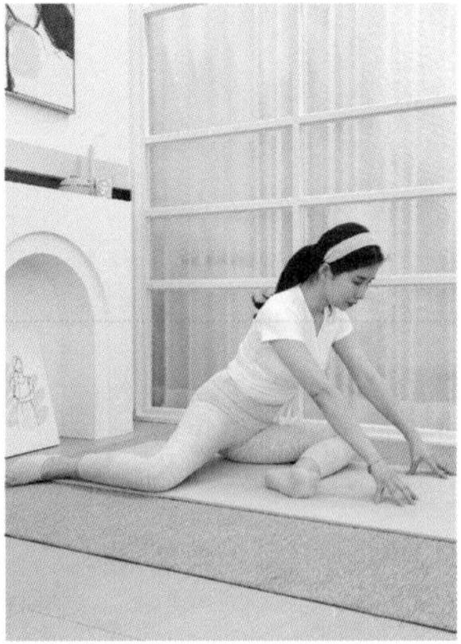

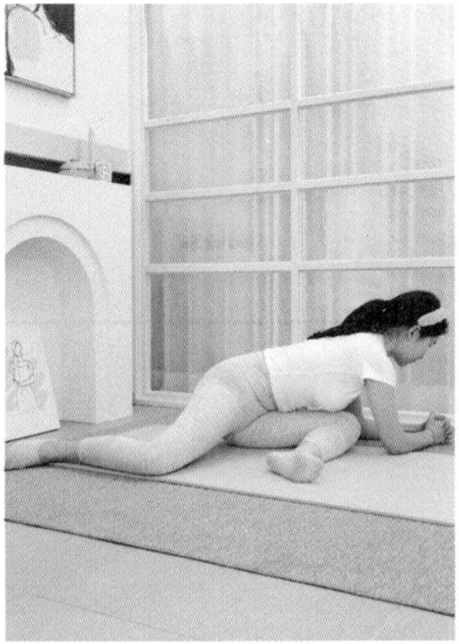

01 다리를 앞뒤로 90° 를 만들어 줍니다.

02 척추를 편 상태에서 상체를 앞으로 기울입니다.

03 왼쪽으로도 풀어줍니다.

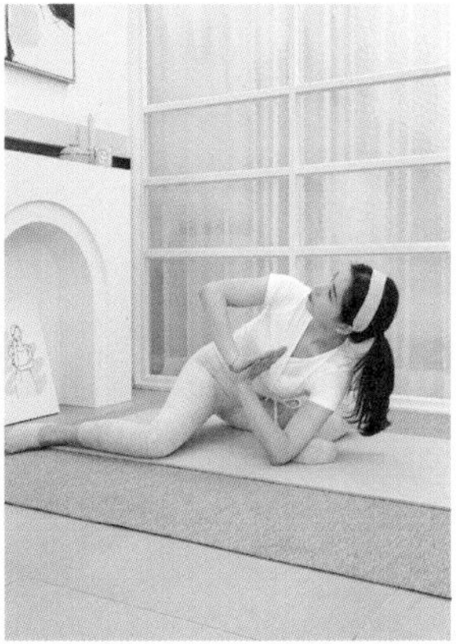

04 오른쪽도 진행합니다. 가능하면 양손 합장하여 상체를 비틀어 봅니다.

TIP

Q. 발이 90°가 안 되고 자꾸 몸쪽으로 오는데 어떻게 해야 할까요?

A. 괜찮아요. 발 위치를 살짝 안쪽으로 조정해서 불편하지 않게 연습해주세요.

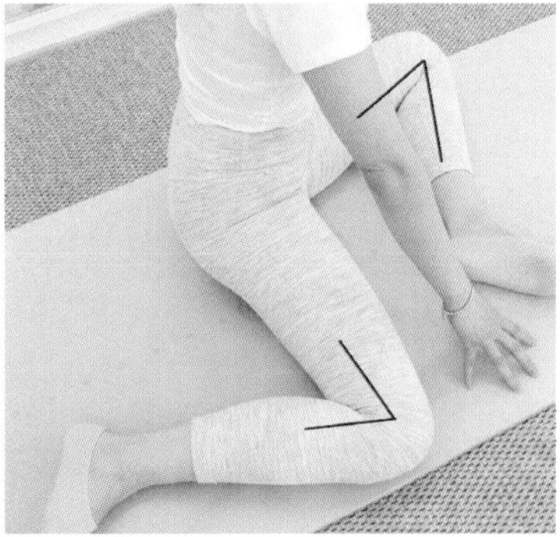

Q. 엉덩이가 자꾸 뜨는데 괜찮을까요?

A. 오랜 시간 굳은 채로 살았는데 한 번에 좋아지려고 하면 몸이 놀라요. 무리하지 말고 꾸준히 해보세요.

03

장작 쌓기 자세

Fire log Pose
아그니스탐바아사나

" 불편하고 묘한 통증으로
힘들 수 있지만
하고 나면 너무 시원한 자세 "

난이도 ★★★★

효과

- ☑ 고관절 유연성 향상
- ☑ 엉덩이 스트레칭
- ☑ 스트레스와 불안 완화

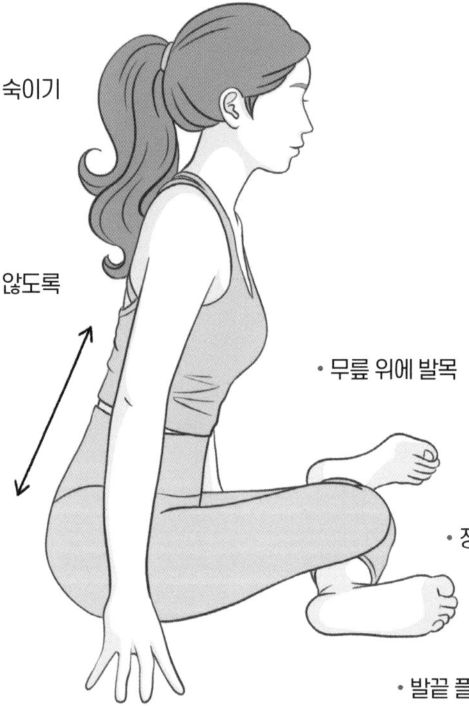

유지 시간
좌, 우 30초

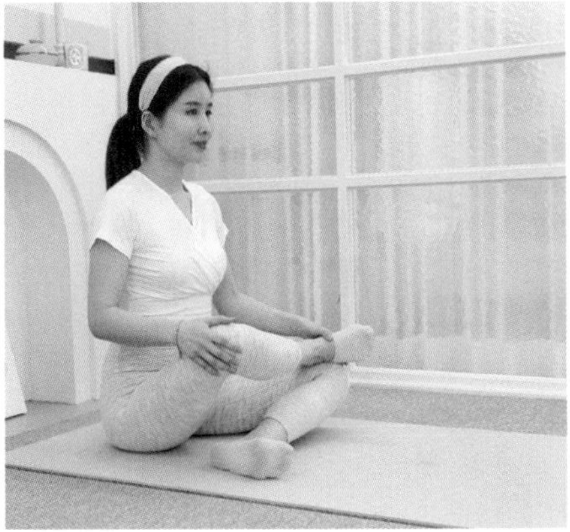

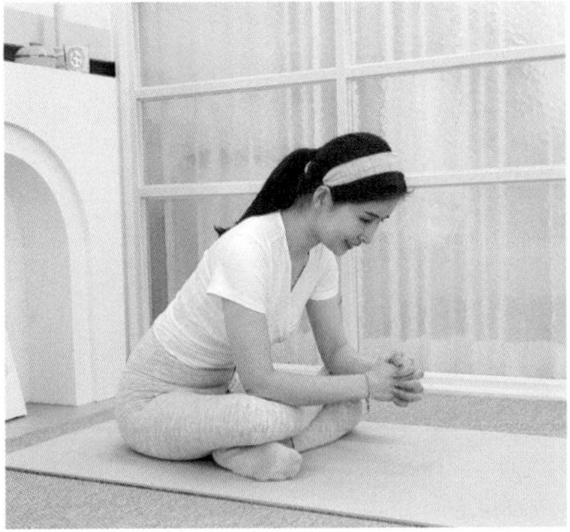

01 한쪽 정강이를 매트 앞쪽과 평행하게 놓고 반대편 발을 무릎 위에 올려 정강이를 포개어 줍니다.

02 가능하면 상체를 숙여줍니다. 더 뻣뻣한 쪽을 한 번씩 더 진행합니다.

응용해보세요

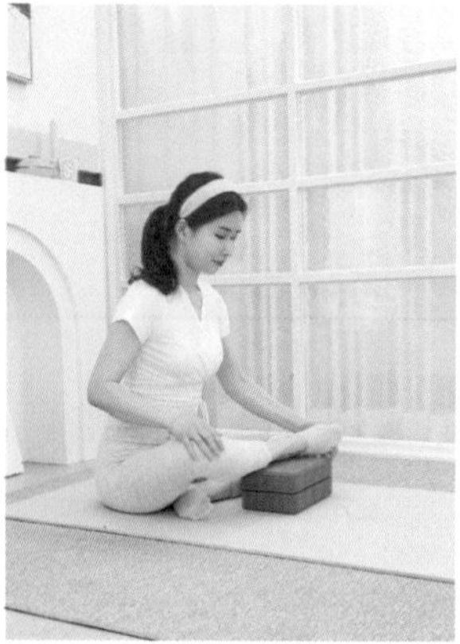

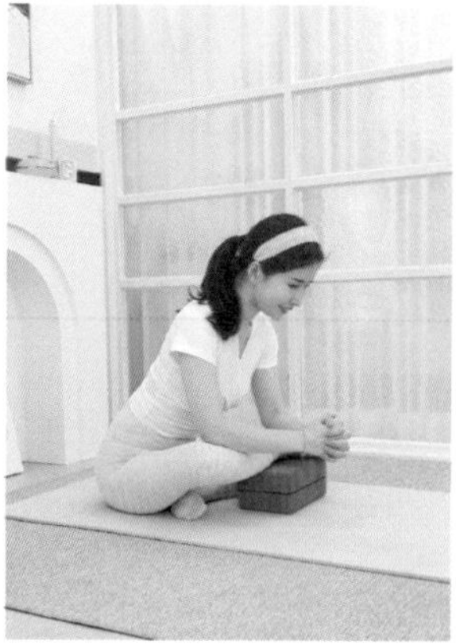

어렵다면 요가블록을 사용합니다. 즉각적으로 시원함을 느낄 수 있는 아이템으로 강력 추천합니다.

TIP

Q. 한쪽 무릎이 붕 떠서 아무리 해도 포개지지 않아요.

A. 저도 고관절이 매우 뻣뻣한 편이라서 처음에는 아프기만 했는데 꾸준히 연습하니 한결 편해졌어요. 먼저 손을 바닥 짚고 누워있는 골반을 바르게 세워보세요. 엉덩이부터 상체를 쭉 펴주면 자연스럽게 무릎이 조금이 내려갈 거예요. 이 과정을 먼저 연습해 주세요. 무릎이 떠 있는데 상체를 무리하게 숙이려고 하면 부상이 생길 수 있어요.

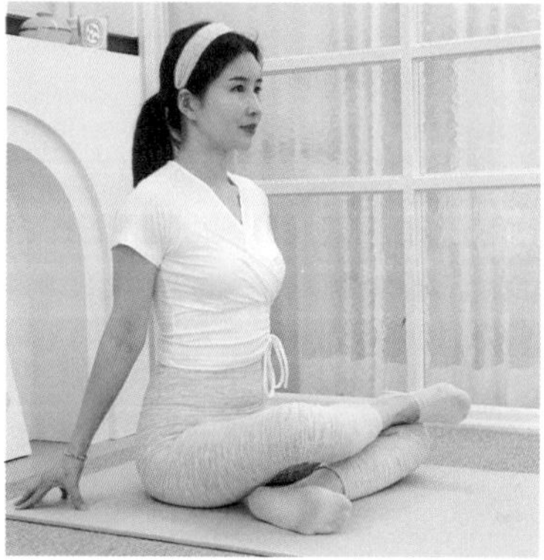

04

소머리 자세

Cow Facing Pose
고무카아사나

“ 주리 트는 고통이 이런 느낌일까?
핵 매운맛이지만
포기할 수 없는 골반 교정 자세 ”

난이도 ★★★

효과

- ☑ 고관절 유연성 향상
- ☑ 엉덩이 스트레칭
- ☑ 하체 혈액 순환

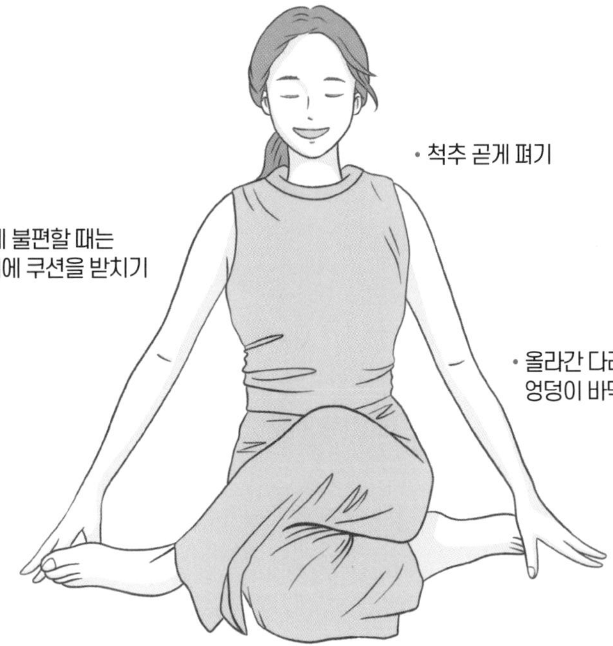

따라 하기

유지 시간
좌, 우 30초

30 SEC

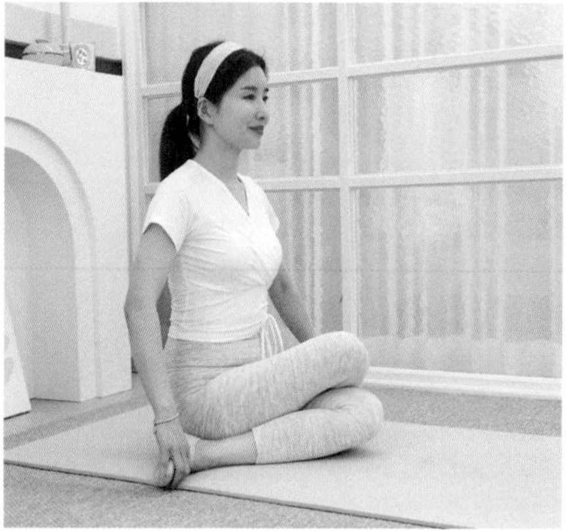

01 두 다리의 무릎을 위아래로 포개어 줍니다. 양발은 엉덩이 옆에 둡니다.

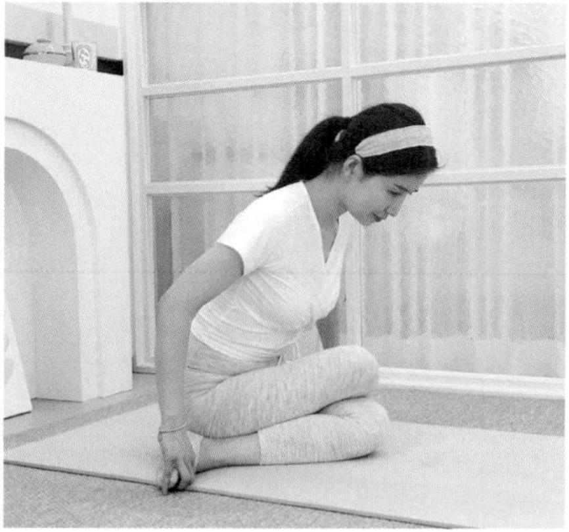

02 가능하면 상체를 숙여 유지합니다.

응용해보세요

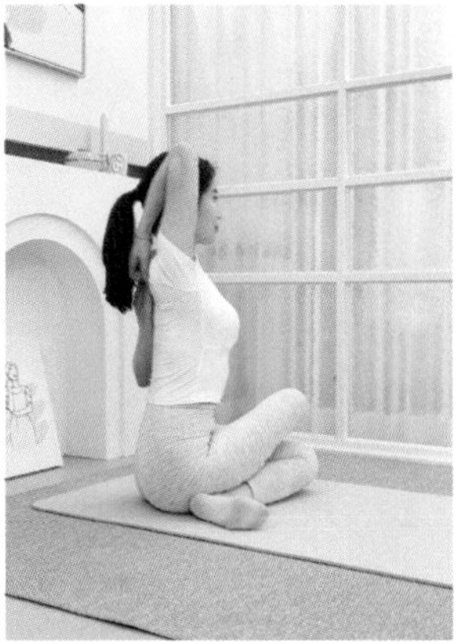

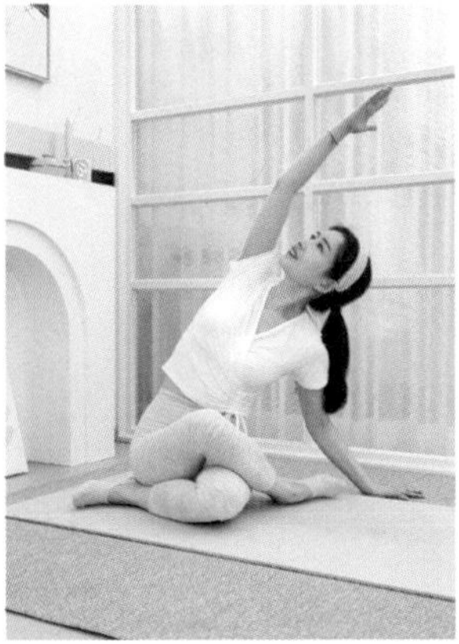

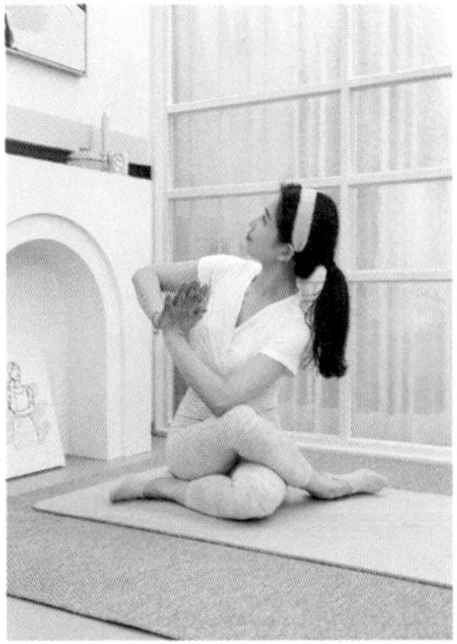

팔 동작, 기울이기, 비틀기 같은 응용 동작도 함께 진행합니다.

TIP

Q. 유난히 소머리 자세가 어려운데 팁이 있을까요?

A. 엉덩이의 유연성이 필요한 동작이라 폼롤러로 엉덩이를 풀어주면 조금 쉬워진답니다.

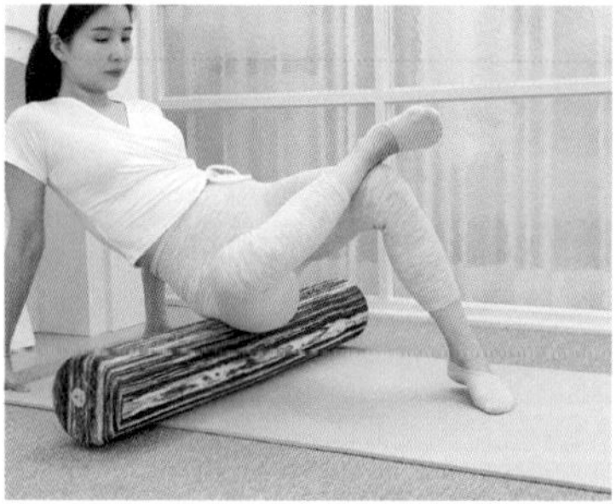

Q. 오른쪽만 되고 왼쪽은 잘 안 돼요.

A. 사람은 누구나 좌우가 달라요. 잘 안되는 쪽에 시간을 조금 더 투자해주면 좋아요.

Q. 두 무릎이 포개어지지 않아요.

A. 반물고기 자세(p.107 참고) 또는 누워서 해보세요.

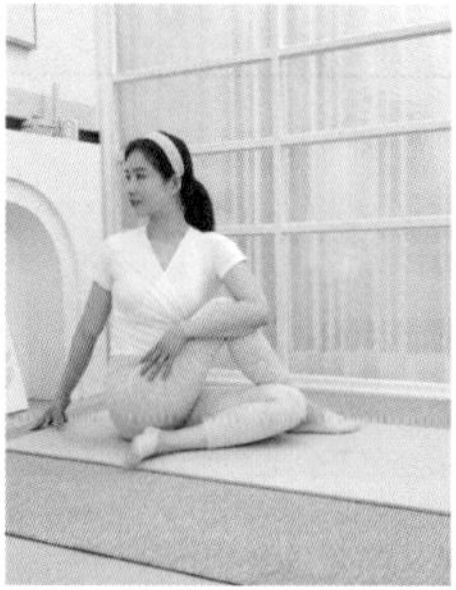

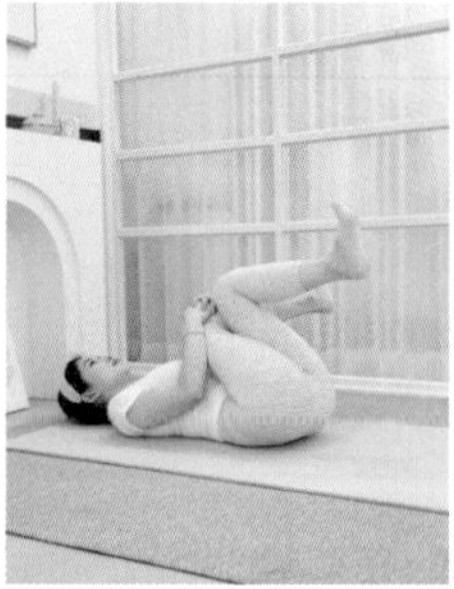

05

나비 자세

Bound Aangle Pose
받다 코나아사나

“ 자궁의 혈액 순환을 도와
생리주기를 일정하게 하고
임산부에게 좋은 자세 ”

난이도 ★

효과

- ☑ 허벅지 안쪽 스트레칭
- ☑ 고관절 유연성 향상
- ☑ PMS 증후군 예방

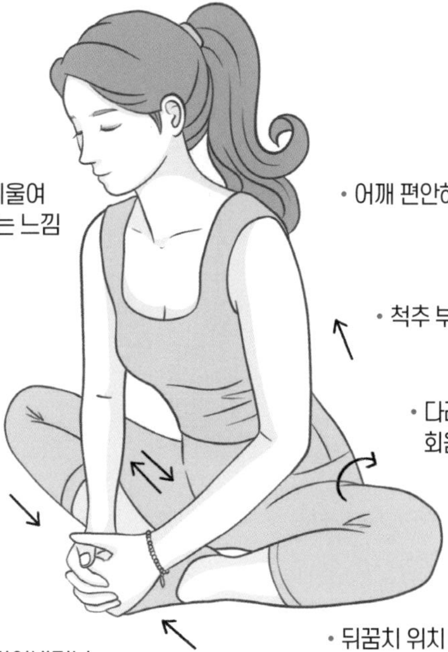

따라 하기

유지 시간
좌, 우 30초

30 SEC

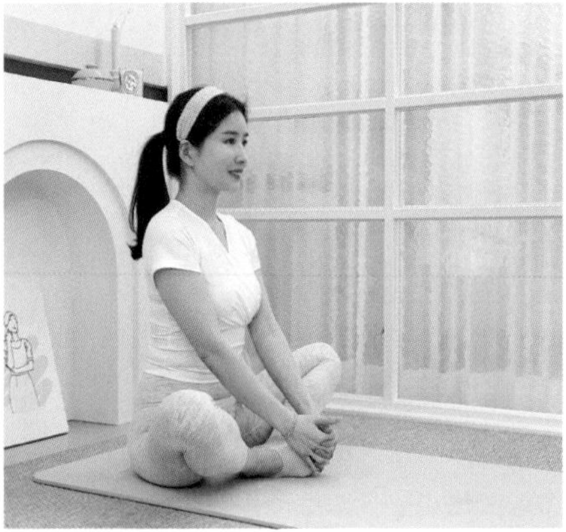

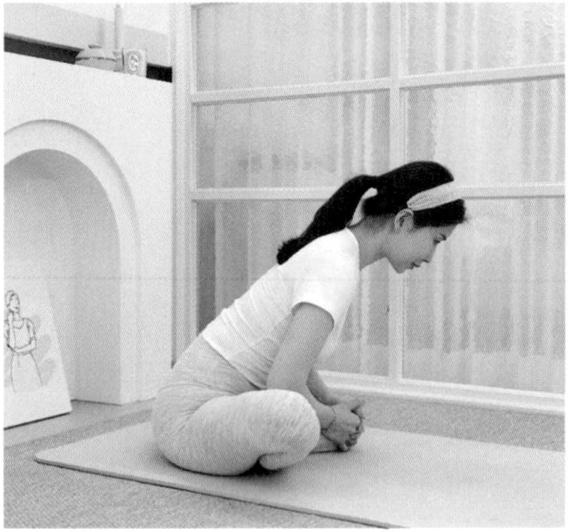

01 두 발을 회음부 앞에서 모아주고 양손으로 발을 감싸 잡아줍니다.

02 엉덩이가 뜨지 않는 지점까지 천천히 상체를 숙여 내려갑니다.

응용해보세요

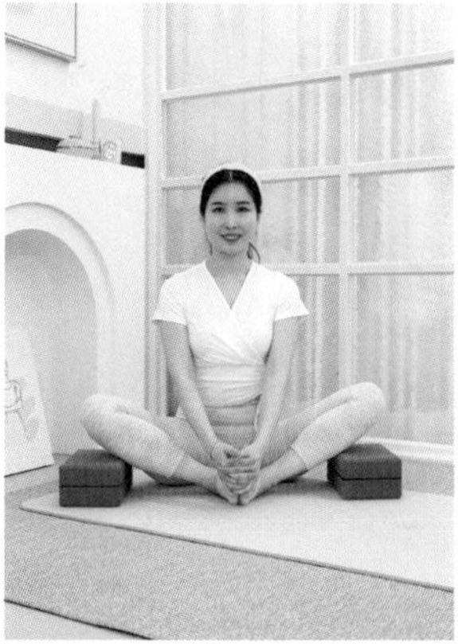

요가블록을 이용해 양쪽 무릎의 높이를 똑같이 맞추어 봅니다

TIP

Q. 한쪽 무릎이 유독 높이 떠 있어요.

A. 올라간 무릎을 아래로 누르지 말고 블록을 이용해서 높이가 낮은 쪽 무릎 아래에 블록을 받쳐 높이를 맞춰주세요. 잘 안되는 쪽을 기준으로 삼아 좌, 우의 높이를 똑같이 맞추면 교정에 더 도움이 될 거예요.

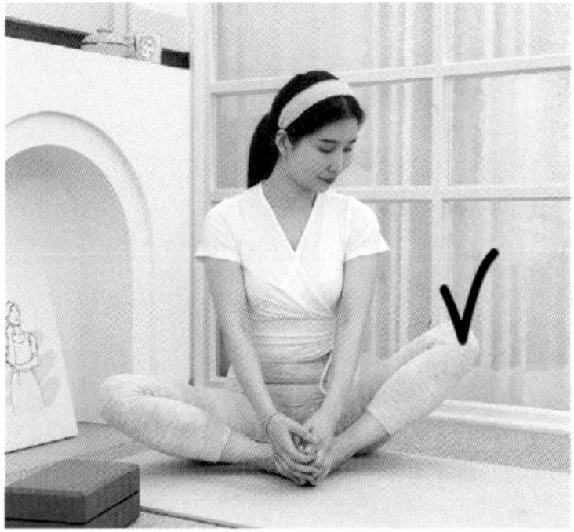

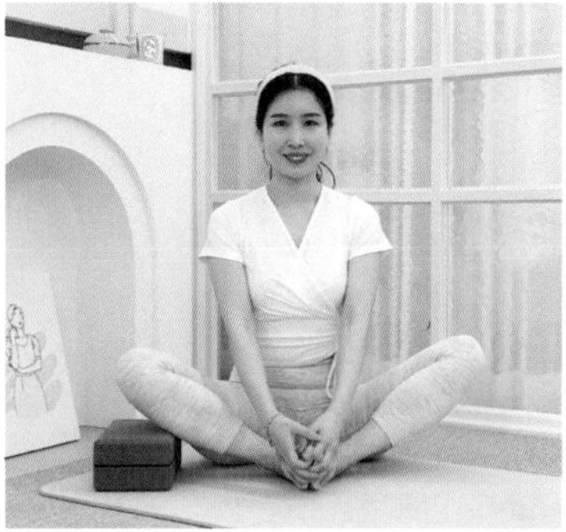

Q. 발바닥을 붙이는 게 힘들어요.

A. 발바닥을 하늘 향하게 두고 발날끼리 서로 밀어내 보세요. 무릎 안정화에 도움이 될 거예요. 저는 발목을 잘 삐는 편이라 발바닥을 붙여서 해요. 정답은 없답니다. 본인에게 더 이롭게 변형해보세요.

06

개구리 자세

Frog Pose
만두카아사나

“ 무리해서 동작을 진행하면
부상이 생기기 쉬운 자세 ”

난이도 ★★★★

효과

- ☑ 허벅지 안쪽 스트레칭
- ☑ 고관절 유연성 향상
- ☑ 하체 혈액 순환

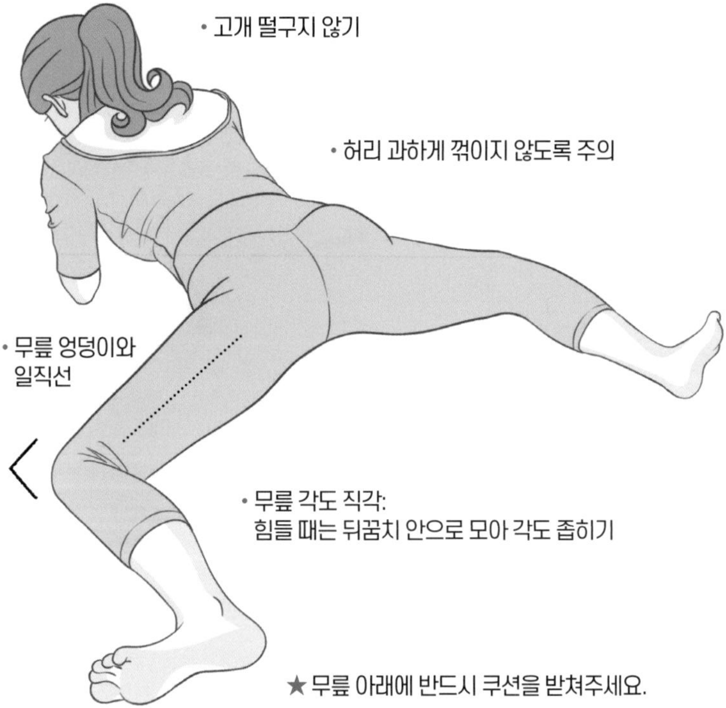

따라 하기

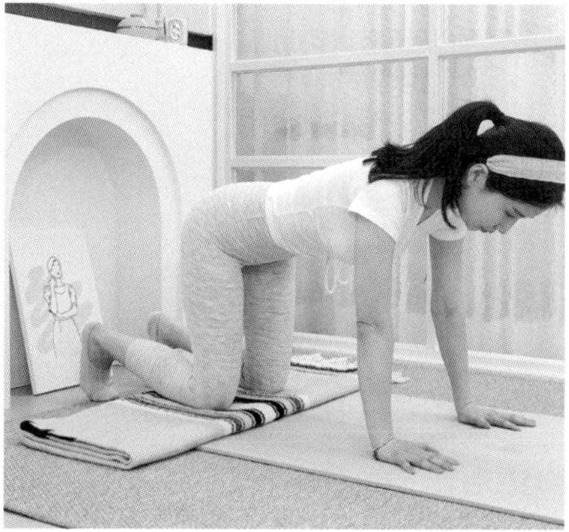

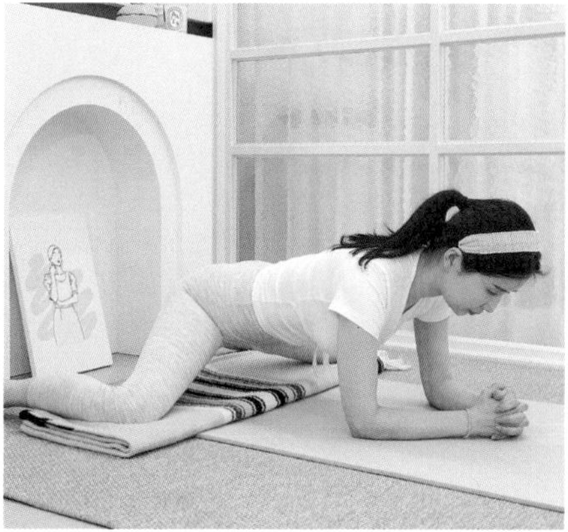

유지 시간
좌, 우 30초

30 SEC

⚠주의
고관절, 무릎 부상 환자

01 테이블 자세에서 양 무릎을 가능한 만큼 열어주고 발가락은 바깥을 향합니다.

02 본인에게 맞는 다리 각도를 찾아주고 가장 편안하다고 느끼는 위치에서 팔꿈치를 바닥에 놓아줍니다.

응용해보세요

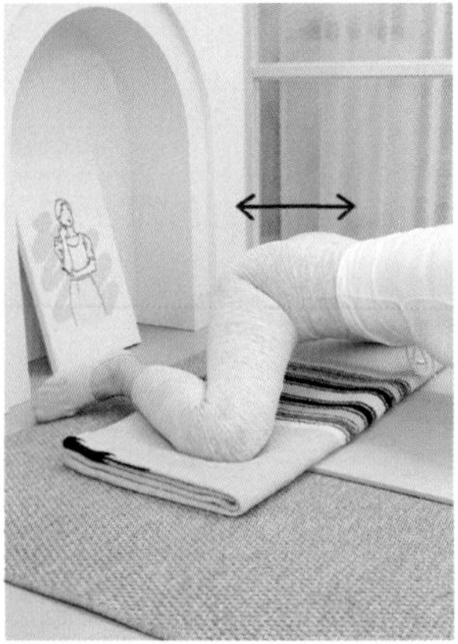

호흡하면서 엉덩이를 발뒤꿈치 쪽으로 이동시키며 연습하면 고관절 유연성과 허벅지 안쪽 유연성에 도움이 됩니다.

TIP

Q. 임산부도 해도 될까요?

A. 호르몬의 분비로 인해 근육과 인대가 느슨해져 있는 상태라 과한 스트레칭이 될 수 있어요. 변형 자세로 시원함을 느끼는 정도에서 진행해주세요. 임신 중기 이후에는 요추 전만이 문제가 되는 경우가 많아서 허리를 꺾지 않도록 주의해야 해요.

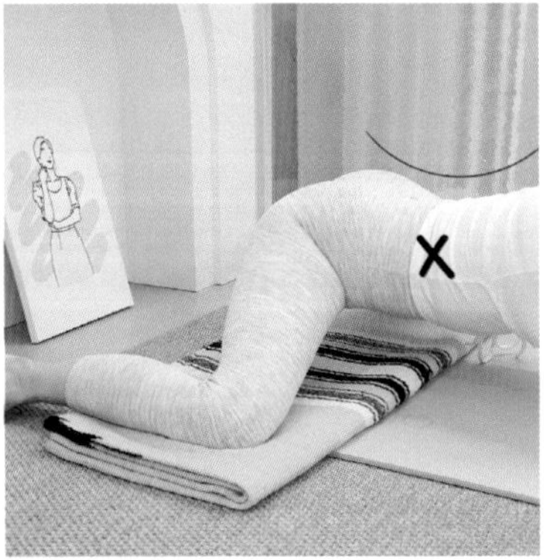

Q. 무릎 안쪽이 너무 아파요.

A. 두꺼운 매트는 필수예요. 아니면 무릎 밑에 두꺼운 담요를 깔아 소중한 관절을 보호해주세요.

Q. 왜 이 자세가 잘 안될까요?

A. 누워서 다리 모양을 똑같이 만들어보면 고관절 가동 범위를 알 수 있어요. 체크해보고 크게 벗어나지 않는 범위에서 연습해주세요.

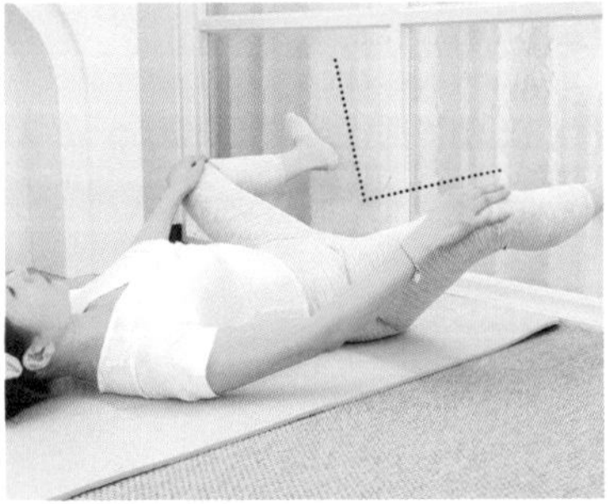

다리 부종 쫙 빼기

여성은 남성과 달리 혈관도 약하고 생리 전, 후 호르몬의 변화로 인해 부종에 매우 취약합니다. 일상생활 중 틈틈이 움직여주고 퇴근 후에 혈액순환을 돕는 스트레칭을 해주세요. 스트레스 관리와 함께 숙면해준다면 부종을 완화하는 데 도움이 됩니다.

시퀀스 미리보기

왜가리 자세

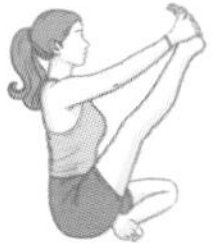

비둘기 준비 자세

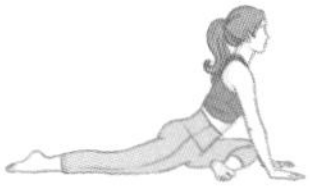

다운독

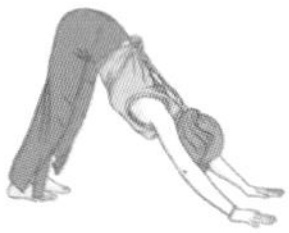

도마뱀 자세

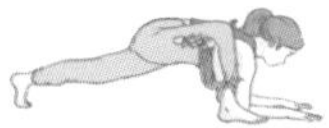

반 원숭이 자세

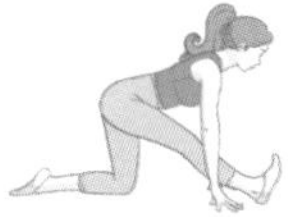

피라미드 자세

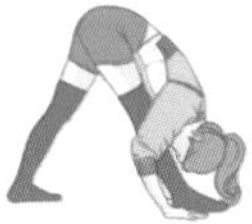

01

왜가리 자세

Heron Pose
크라운차아사나

" 종아리에 정체된 림프액과 혈액의 흐름을 돕는 자세 "

난이도 ★★

효과

- ☑ 하체 유연성 향상
- ☑ 하체 혈액 순환
- ☑ 다리 부종 제거

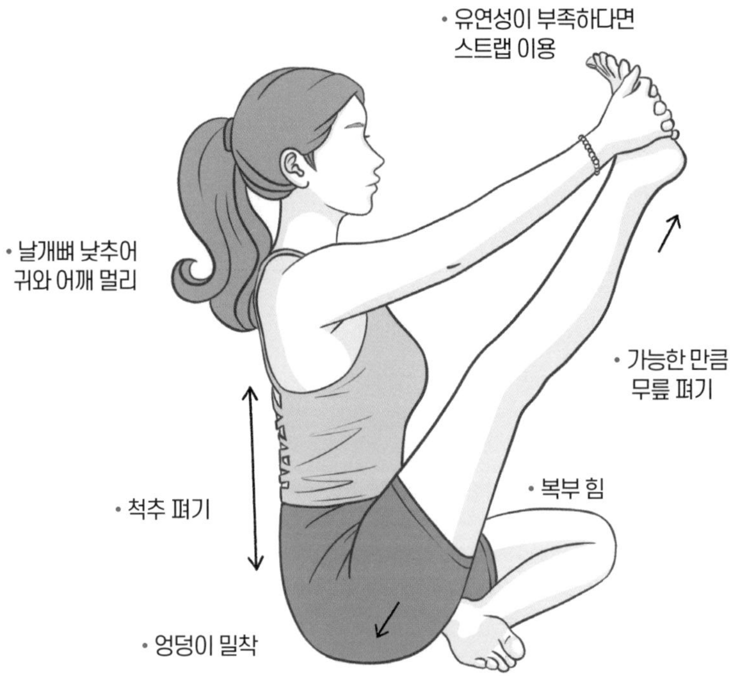

따라 하기

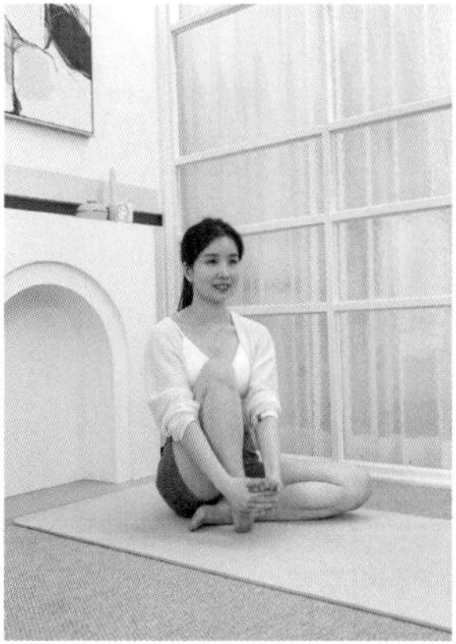

01 발을 양손으로 감싸 잡고 준비합니다.

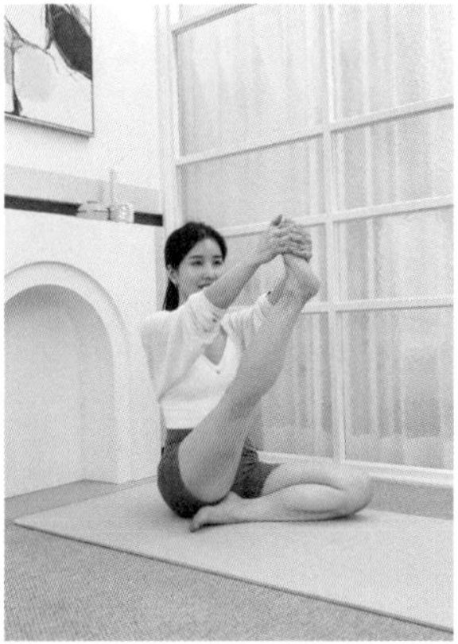

02 가능한 만큼 무릎을 펴줍니다.

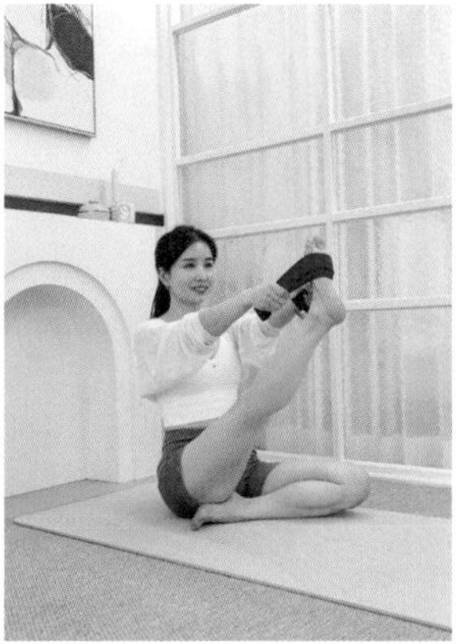

03 무릎이 다 펴지지 않을 때는 발에 수건을 걸어줍니다.

유지 시간
좌, 우 30초

무릎을 구부렸다 폈다 5회 반복 후 다리를 펴고 10초 동안 유지해봅니다. 아주 좋은 스트레칭 루틴이 됩니다.

응용해보세요

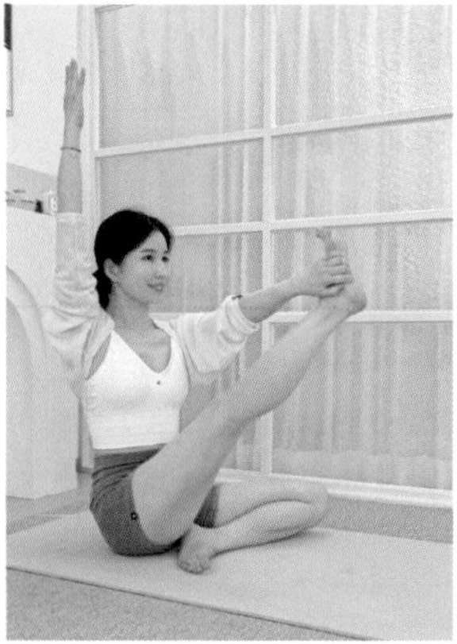
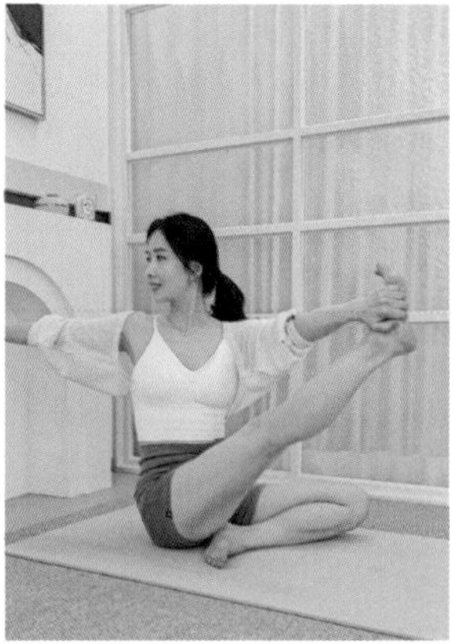

왜가리 자세 비틀기: 왼손으로 오른발 바깥을 감싸고 오른손은 뒤로 뻗어 줍니다.

TIP

Q. 다리가 안 펴져요.

A. 햄스트링은 좌골에서 시작해 무릎을 지나는 근육이에요. 햄스트링이 짧은 경우 무릎이 잘 펴지지 않을 수 있어요. 무리하지 말고 할 수 있는 만큼 진행해주세요.

Q. 척추가 안 펴져요.

A. 요가의 모든 동작은 척추가 1번이에요. 무릎을 구부려주면 한결 등을 펴기 쉬워져요. 발에 수건이나 요가링을 걸어주면 등도 펴고 다리도 펼 수 있어요.

02

비둘기 준비 자세

Single Pigeon Pose
에카 파다 카포타아사나

" 시간을 멈추고 싶을 정도로
고관절과 엉덩이가
너무 시원한 자세 "

난이도 ★★

효과

- ☑ 고관절 유연성 향상
- ☑ 엉덩이 근육 스트레칭
- ☑ 하체 혈액 순환

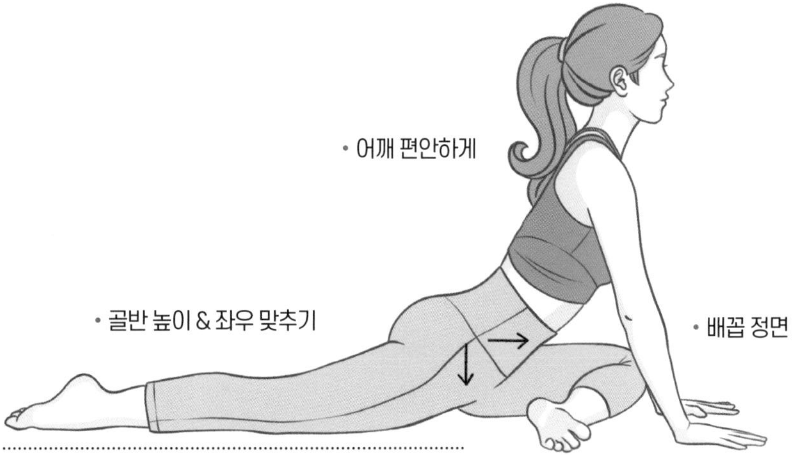

• 골반이 뜨거나 균형이 맞지 않으면
앞다리 둔부에 블록이나 쿠션 놓기

따라 하기

유지 시간
좌, 우 30초

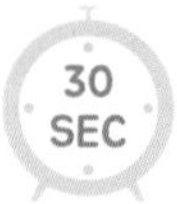

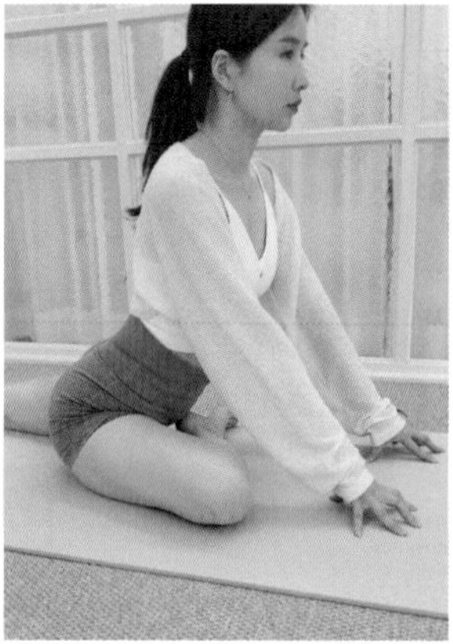

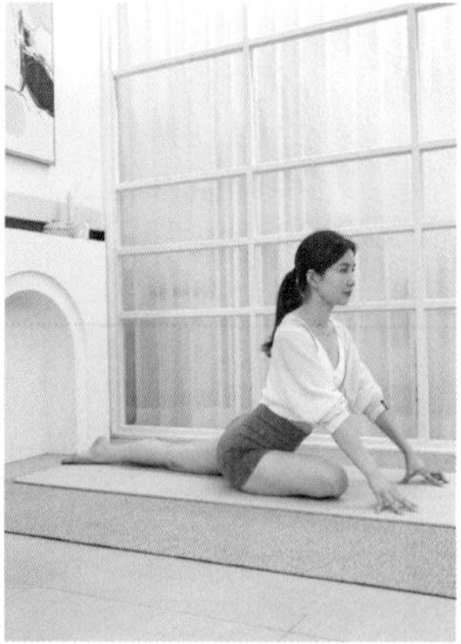

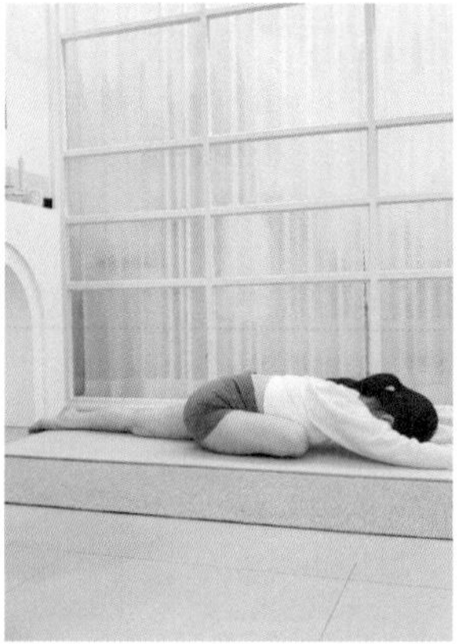

01 앞다리는 직각 또는 뒤꿈치를 회음부 앞에 놓습니다.

02 뒷다리는 뒤로 길게 뻗습니다.

03 상체를 숙여 엉덩이 깊숙한 근육을 자극합니다.

응용해보세요

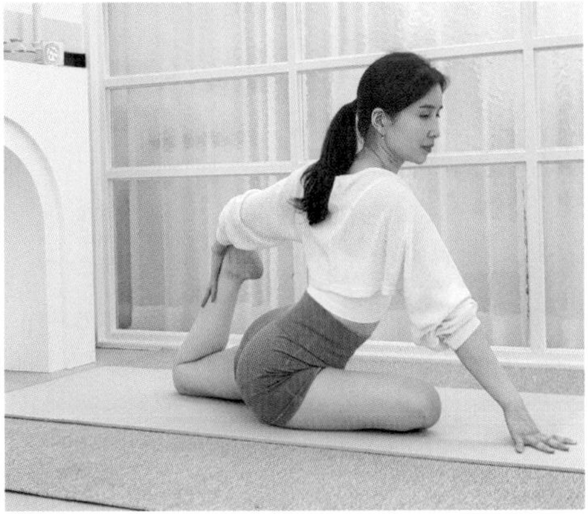

뒷다리를 당기면 하체의 앞면을 집중적으로 자극할 수 있습니다.

TIP

Q. 앞다리 직각이 안 되는데 왜 그럴까요?

A. 고관절 주변 근육이 굳어있는 경우 직각이 만들어지지 않아요. 무리하면 부상이 일어날 수 있는 동작이니 주의해주세요. 저도 평소에는 사선으로 두고 해요. 각도에 신경 쓰기보다는 골반의 정렬을 잘 챙겨주세요. 배꼽이 정면 바라볼 수 있게 맞추고 앞다리 둔부 아래에 요가 블록이나 쿠션을 깔아주세요.

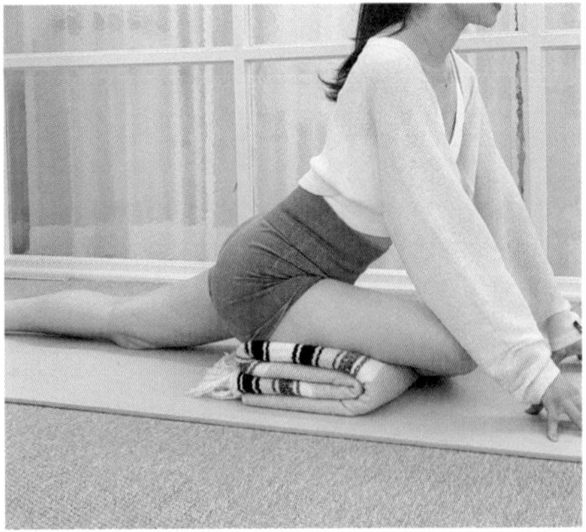

03

다운독

Dawnward Facing Pose
아도 무카 스바나아사나

“ 뒤꿈치가 땅에 닿을 때의
그 짜릿한 순간,
요가가 주는 선물 같은 자세 ”

난이도 ★★★★

효과

- ☑ 전신 스트레칭
- ☑ 다리 부종 제거
- ☑ 전신 혈액 순환

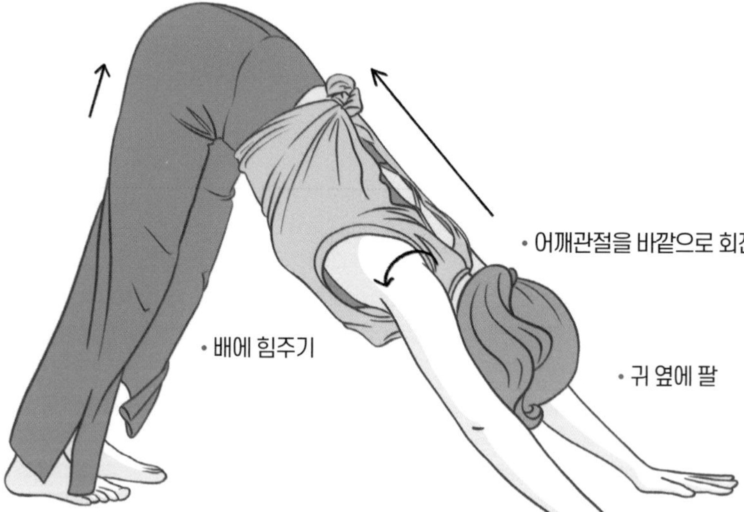

따라 하기

유지 시간
30초

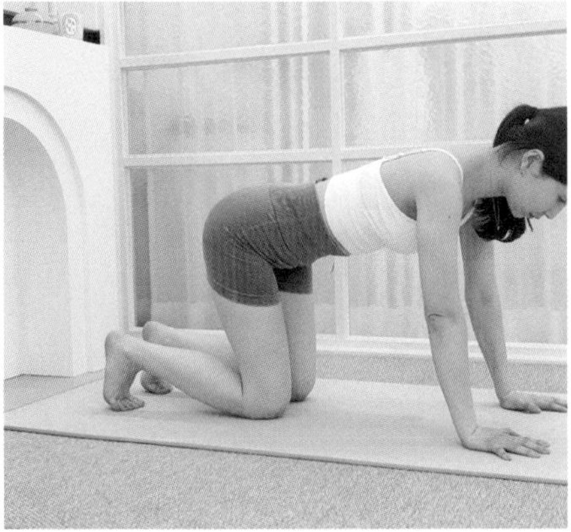

01 테이블 자세에서 시작합니다.

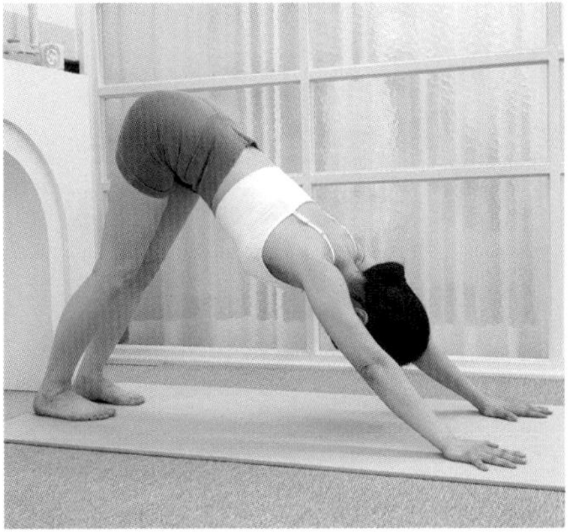

02 엉덩이를 사선 천장으로 들어 올립니다.

응용해보세요

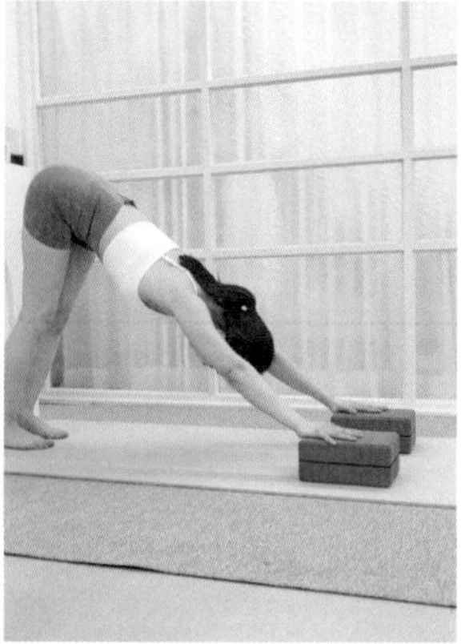
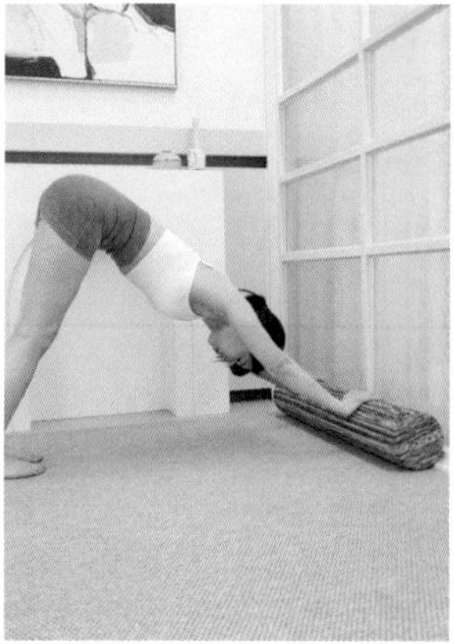

손 아래에 요가 블록이나 폼롤러를 사용하는 것도 좋습니다.

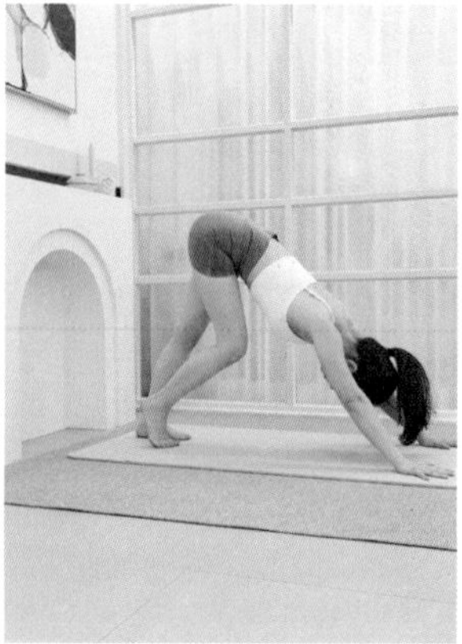

다운독 워킹: 뒤꿈치를 들고 제자리 걸음하듯 움직여봅니다.

TIP

Q. 익숙해지면 휴식 자세만큼 편하다고 하는데 너무 힘들어요.

A. 다운독을 제대로 하면 호흡 시 흉곽이 잘 늘어나고 호흡하기 아주 좋은 상태가 돼요. 호흡을 고르게 정리하라는 의미예요.

Q. 허리 디스크 초기 환자가 해도 되나요?

A. 다운독이 이론상은 척추 중립 상태이긴 하나 맞추기가 쉽지 않아요. 오래 수련한 저도 아침에는 골반이 후방 경사가 되다 보니 일반적으로 추천하지 않아요.

Q. 손목이 너무 아파요.

A. 체중이 앞쪽에 실리면 아파요. 배에 힘을 주고 꼬리뼈를 사선 위로 끌어올려 무게중심을 엉덩이에 두세요. 지면에 닿은 손바닥 전체에 균등하게 힘이 들어가야 해요. 손목 정렬은 손목의 주름이 매트와 일직선이지만 살짝 바깥으로 조정해도 좋아요. 그래도 계속 통증이 있다면 의자 등을 이용해 손목에 체중이 실리지 않는 변형 동작으로 진행해주세요.

Q. 후방 경사가 엄청 심하고 햄스트링도 타이트해서 골반이 자꾸 말려요.

A. 요가는 자율신경계를 조절하기 위한 목적을 가지고 있어요. 그래서 척추 중립을 먼저 맞춰주세요. 뒤꿈치 들고 무릎을 구부려 허벅지 뒷면의 긴장을 줄여주세요. 햄스트링 스트레칭과 고관절 굴곡 연습 힙힌지(Hip Hinge)는 따로 연습해주시면 자세를 완성하는 데 도움이 돼요.

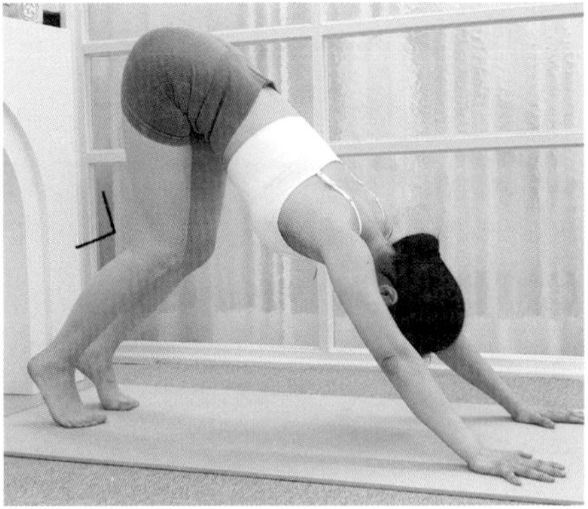

04

도마뱀 자세

Lizard Pose
우탄 프리스타아사나

" 골반 주변을 시원하게!
하체가 찌뿌둥할 때
꼭 해야만하는 자세 "

난이도 ★★★★

효과

- ☑ 고관절 유연성 향상
- ☑ 다리 부종 제거
- ☑ 하체 혈액 순환

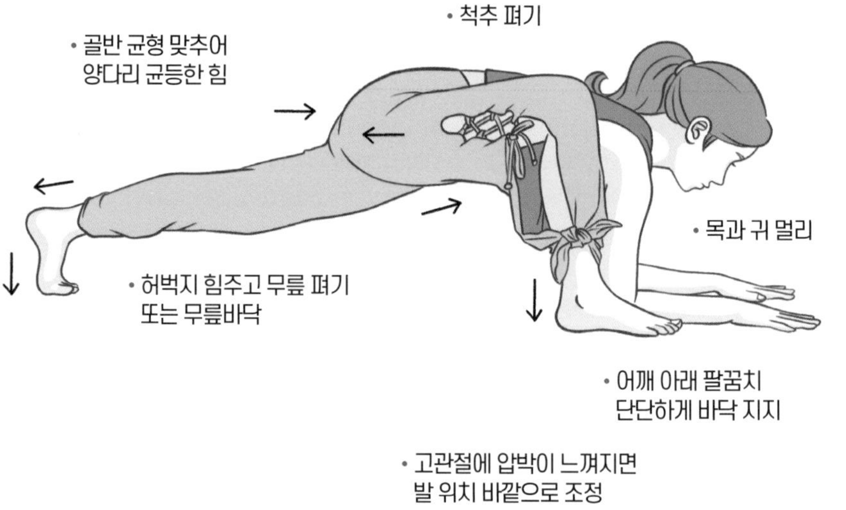

따라 하기

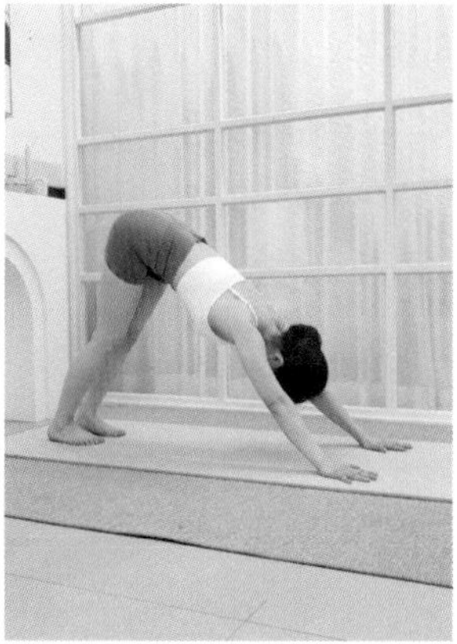

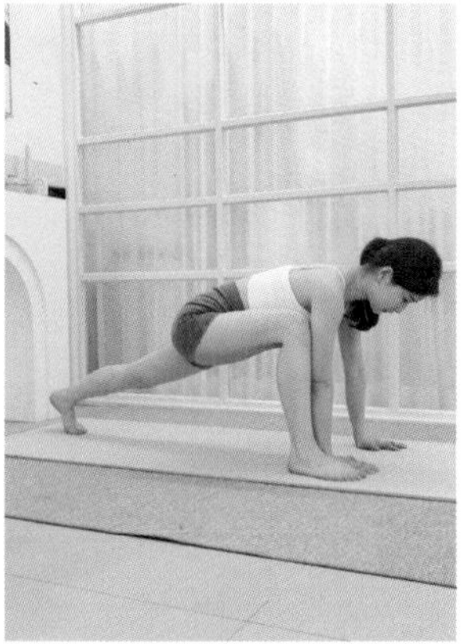

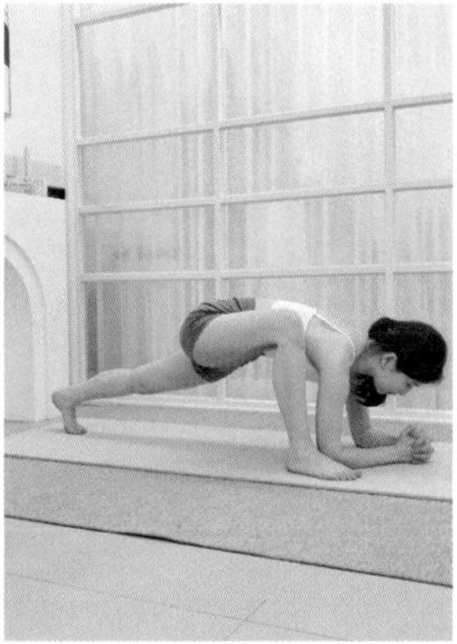

유지 시간
좌, 우 30초

30 SEC

⚠주의
고관절 무릎
허리디스크

01 다운독 자세에서 시작합니다.

02 오른 다리를 오른손 바깥으로 가지고 옵니다.

03 가능하면 팔꿈치를 바닥에 놓아줍니다.

응용해보세요

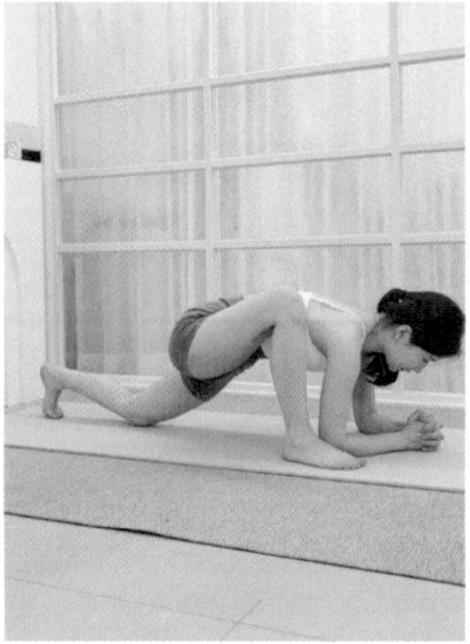

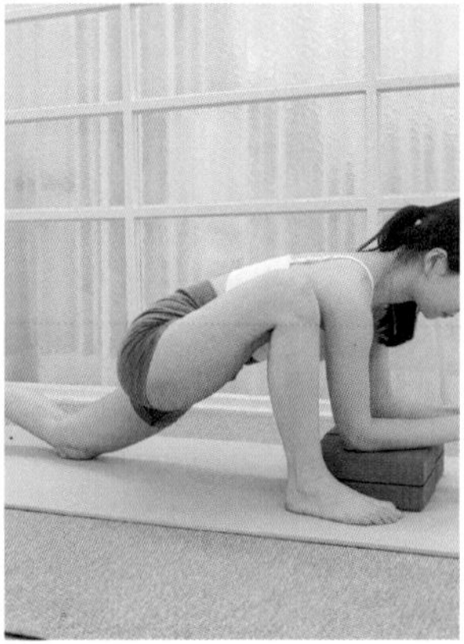

힘들 땐 뒷다리 무릎을 내려놓거나 요가블록을 이용합니다.

TIP

Q. 자꾸 고관절이 집히는 느낌이 들어요.

A. 그럴 때는 구부린 다리를 조금 바깥으로 이동시켜 몸에서 멀어지도록 만들어주세요.

Q. 허리 디스크가 있는 사람이 해도 괜찮을까요?

A. 만만치 않은 동작이에요. 허리를 숙이는 경우 무리가 갈 수 있어요. 로우 런지 자세(p.80 참고)로 대체하면 좋아요.

05

반 원숭이 자세

Half Monkey Pose
아르다 하누만아사나

" 다리의 부종을 제거하고
햄스트링과 종아리가
스트레칭 되는 자세 "

난이도 ★★★

효과

- ☑ 하체 유연성 향상
- ☑ 다리 부종 제거
- ☑ 균형 감각 향상

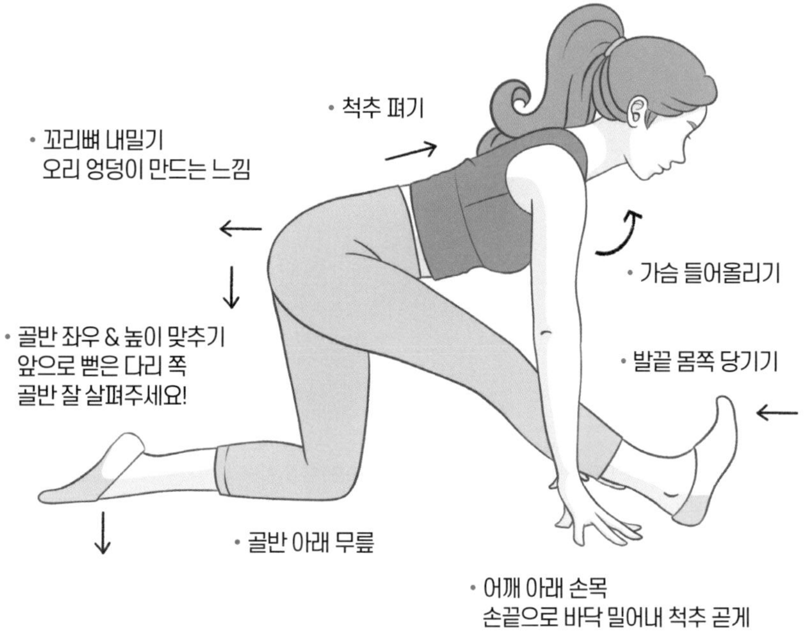

따라 하기

유지 시간
좌, 우 30초

30 SEC

⚠주의
허리디스크

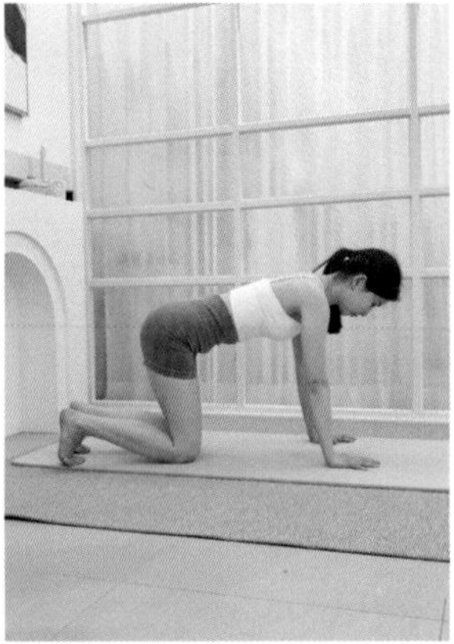

01 테이블 자세에서 오른 다리는 앞으로 뻗어주고 왼 다리는 골반 아래에 무릎 위치합니다.

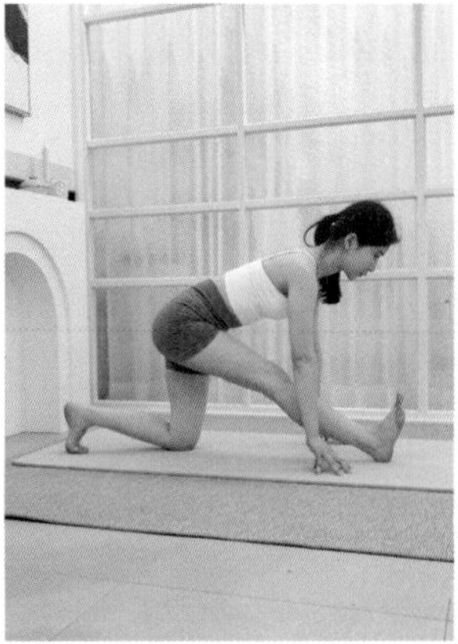

02 등이 말리지 않을 만큼 상체를 숙여줍니다.

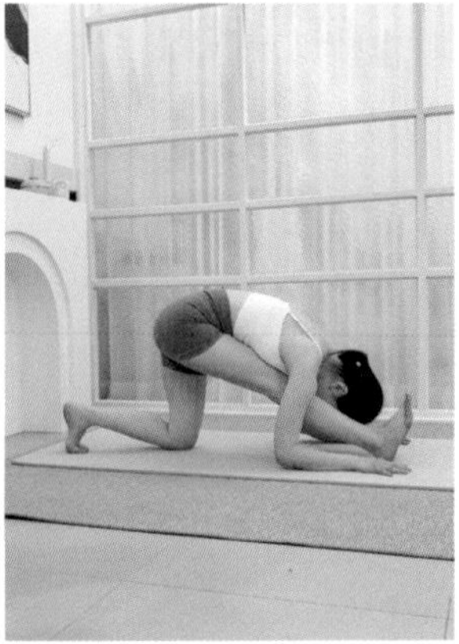

03 가능하면 팔꿈치를 바닥에 내려놓아 난도를 높여 봅니다. '다리찢기'에 목표를 두는 분들은 상체를 깊게 숙여 연습합니다.

응용해보세요

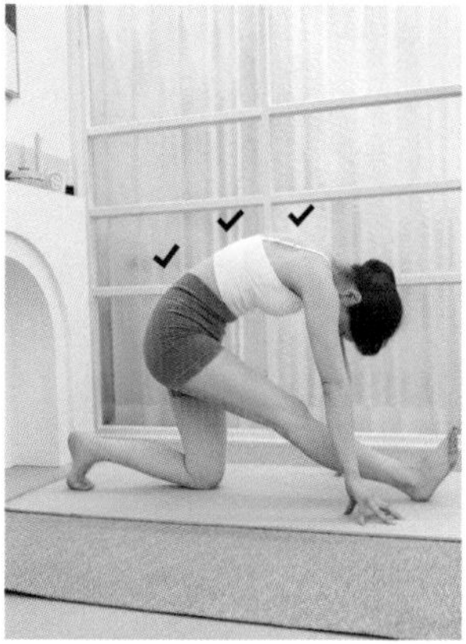

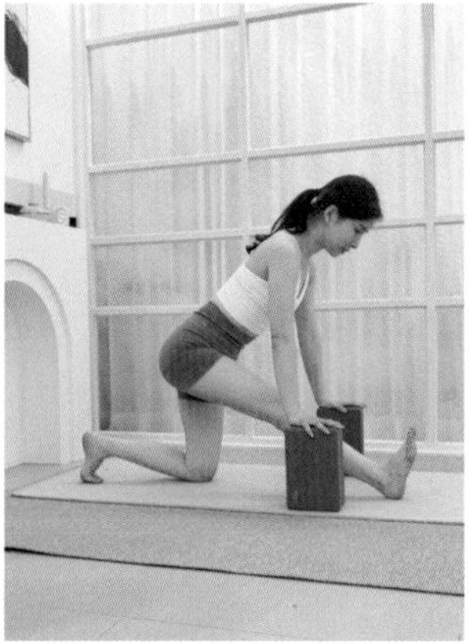

어깨가 경직되고 등이 굽고 허리가 말린다면 요가블록을 사용합니다.

TIP

Q. 허리디스크인데 이 동작 해도 될까요?

A. 햄스트링 스트레칭이 필요한 건 맞지만 반 원숭이 자세는 생각보다 어려운 자세예요. 쉬운 동작으로 연습하는 게 허리 건강에 도움이 될 거예요.

06

피라미드 자세

Pyramid Pose
파르스보타나아사나

" 다리 부종을 제거하며
소화 기능이 개선되는 자세 "

난이도 ★★★

효과

- ☑ 하체 유연성 향상
- ☑ 다리 부종 제거
- ☑ 소화 기능 개선

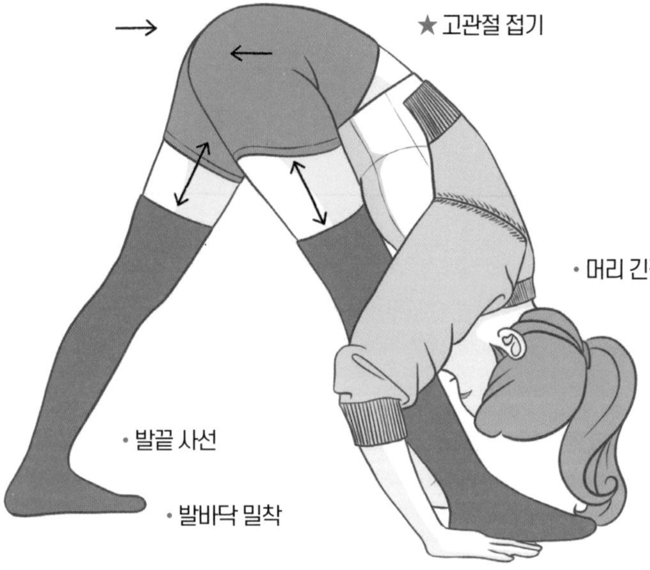

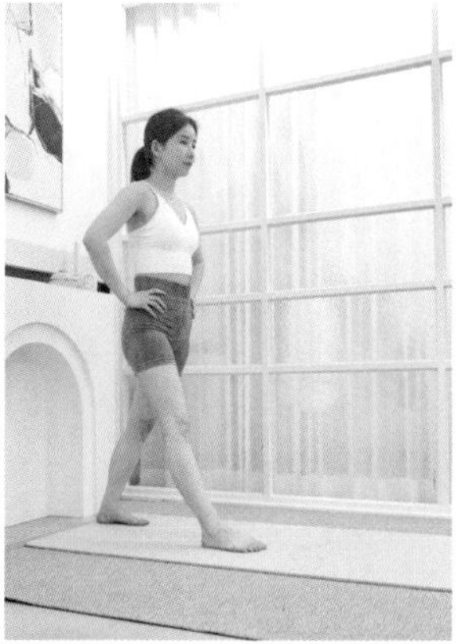

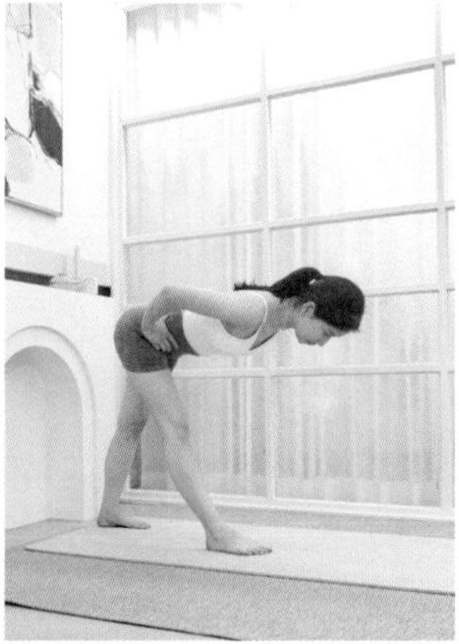

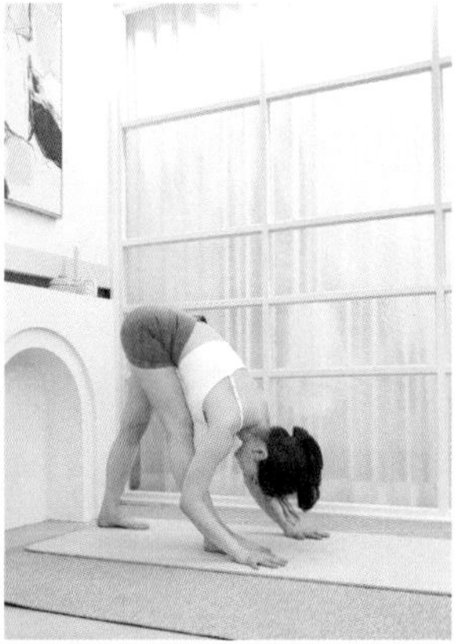

유지 시간
좌, 우 30초

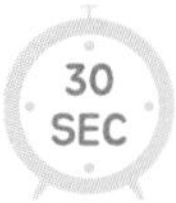

⚠주의
허리디스크

01 양발 앞뒤 간격은 어깨너비 두 배, 좌우는 골반 너비에서 준비합니다.

02 양손 골반 짚고 내쉬는 숨에 골반에서 반 접어서 상체를 숙입니다.

03 손은 바닥을 짚어 이마와 정강이가 만납니다. 가능하면 손은 발 앞을 짚어줍니다.

TIP

Q. 거울이 없으면 자꾸 골반이 틀어지는데 좋은 방법이 없을까요?

A. 손을 골반 위에 올려서 수평을 체크해보세요.

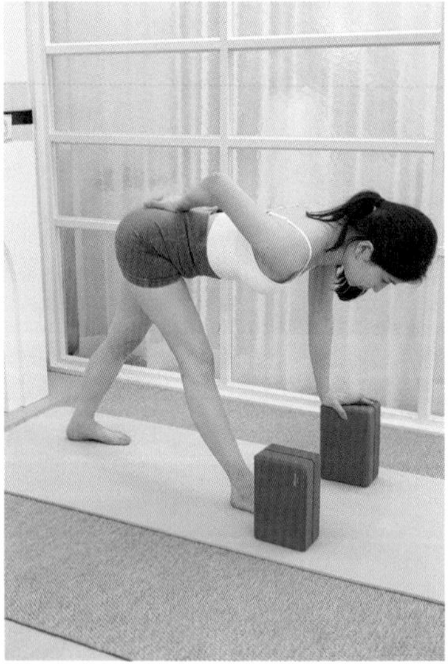

Q. 등이 자꾸 둥글게 말려요.

A. 요가블록을 사용해 보세요.

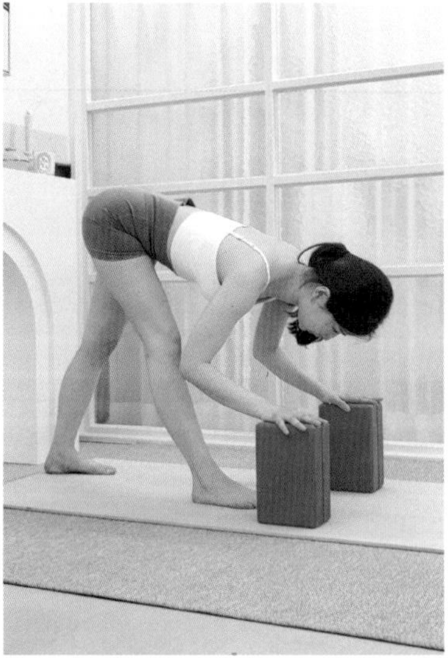

미리미리 요통 예방

척추의 건강을 유지하는 데는 생각보다 많은 시간이 필요하지 않습니다. 50분간 서 있거나 앉아서 일했다면 5분가량 휴식을 취하며 굳어진 척추를 풀어주세요. 퇴근 후에는 딱 10분, 간단한 자세들로 척추의 다양한 움직임의 기능을 회복할 수 있습니다. 또한 허리 통증은 수면 부족이나 스트레스, 건강 상태에 따라서도 나타날 수 있으니 전반적인 생활 패턴이나 영양 상태를 되돌아보는 것도 필요합니다.

시퀀스 미리보기

로우 런지

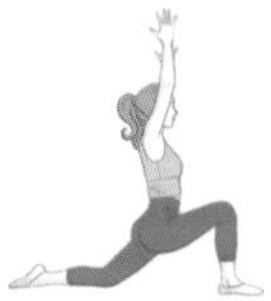

소고양이 자세

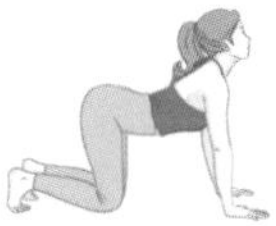

스핑크스 자세

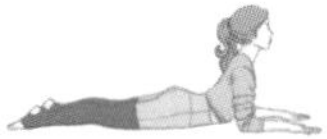

아기 자세

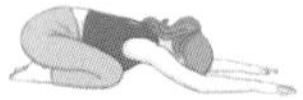

오픈 북 스트레치

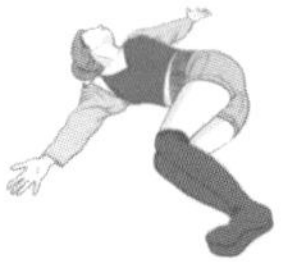

브리지 자세

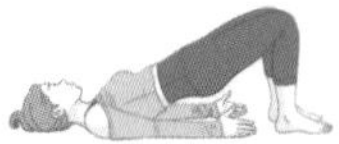

01

로우 런지

Low Lunge Pose
안자니아사나

" 몸의 앞면이 활짝 열리는
개운한 느낌과 긍정적인 기운을
느낄 수 있는 자세 "

난이도 ★★

효과

- ☑ 고관절 유연성 향상
- ☑ 골반 앞면 스트레칭
- ☑ 허리 고관절 통증 예방

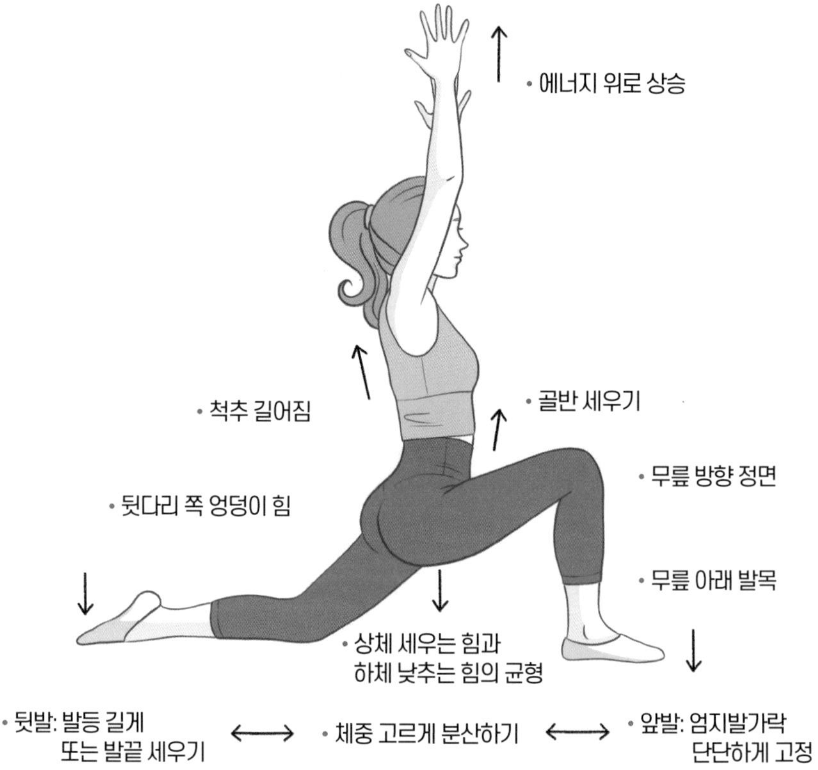

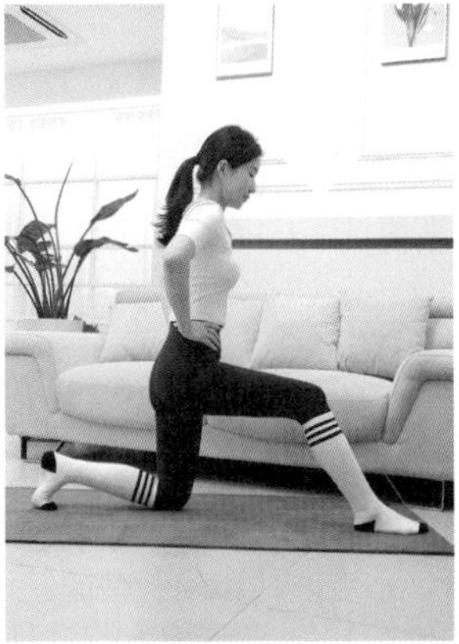

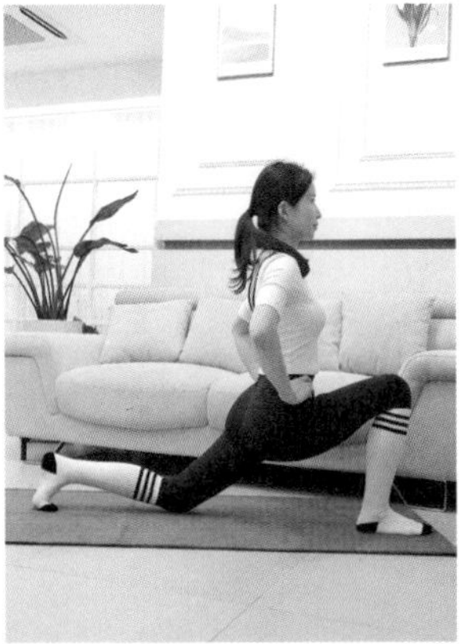

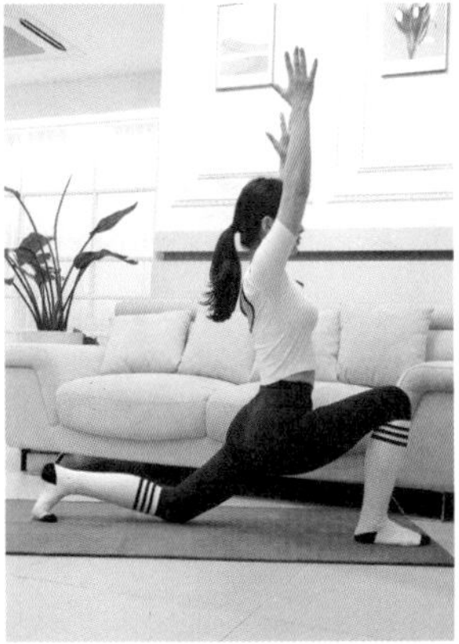

유지 시간
좌, 우 30초

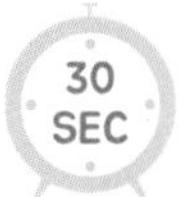

01 무릎 꿇은 자세에서 한발을 앞으로 보냅니다.

02 내쉬는 숨에 가능한 만큼 골반을 낮추어 봅니다.

03 균형이 잘 잡힌다면 양손을 하늘로 뻗어 봅니다.

응용해보세요

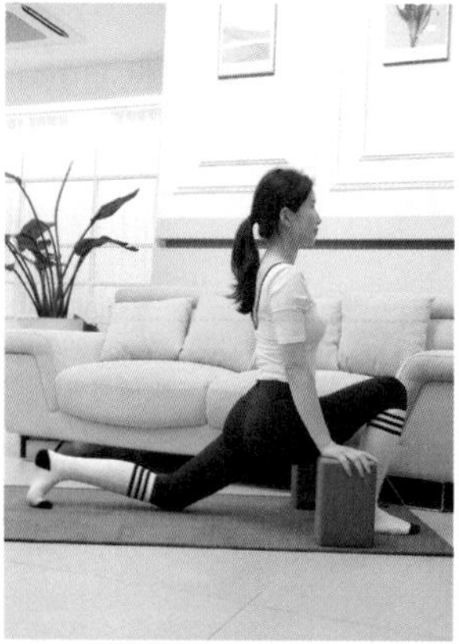

요가블록을 사용해서 바른 자세로 진행해주면 도움이 됩니다.

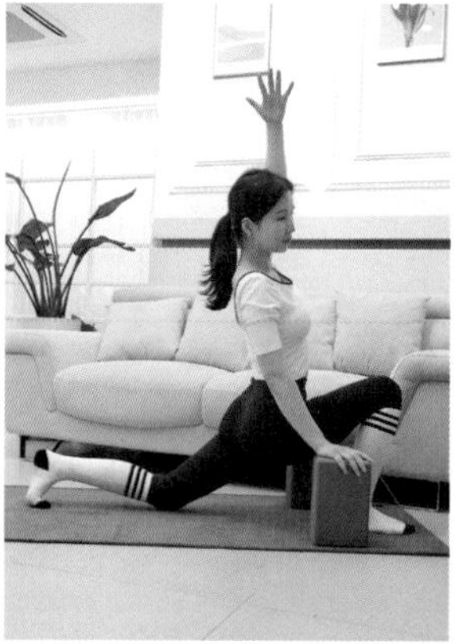

로우 런지 사이드 밴딩

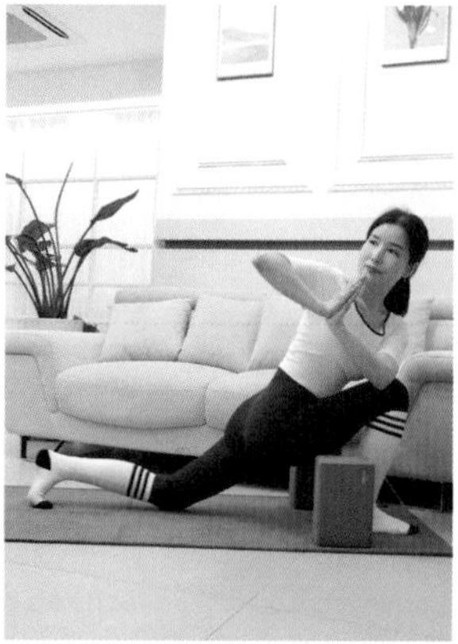

로우 런지 트위스트
(p.117 참고)

TIP

Q. 무릎이 너무 아파요.

A. 정말 많은 질문 중 하나예요. 먼저 무릎 아래에 쿠션을 받쳐주지 않으면 99%의 확률로 아파요. 추가로 도톰한 패드를 사용하거나 수건을 접어서 관절을 보호해주세요. 허벅지 앞 근육이 짧은 경우도 무릎에 통증이 올 수 있어요. 다리 앞뒤 간격을 조절해보고 기분 좋은 통증이 느껴지는 범위내에서 진행해주세요. 또한 몸이 무겁지 않도록 상체를 낮추는 힘만큼 위로 상승하는 에너지도 함께 만들어주세요.

02

소고양이 자세

Cat & Cow Pose
비틸라아사나 & 마르자리아사나

“ 척추에 최고 좋은 자세 ”

난이도 ★

효과

- ☑ 척추 탄력 향상
- ☑ 목과 어깨 피로 풀기
- ☑ 호흡과 소화능력 향상

① 소 자세

비틸라아사나

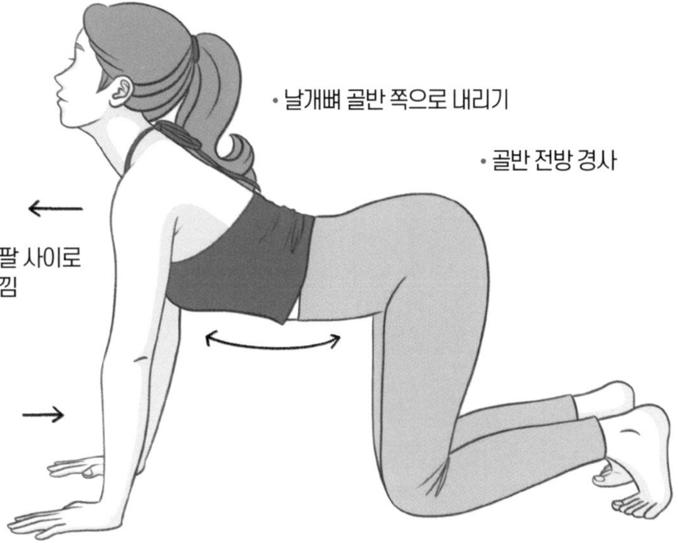

② 고양이 자세

마르자리아사나

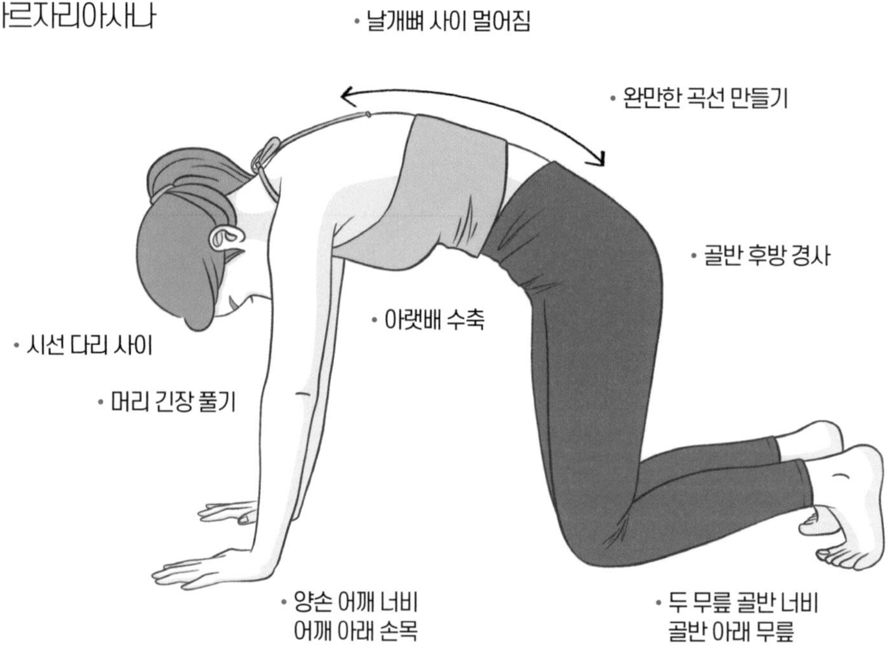

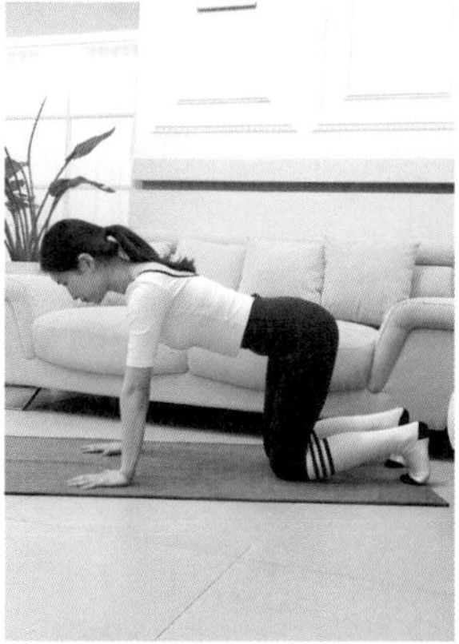

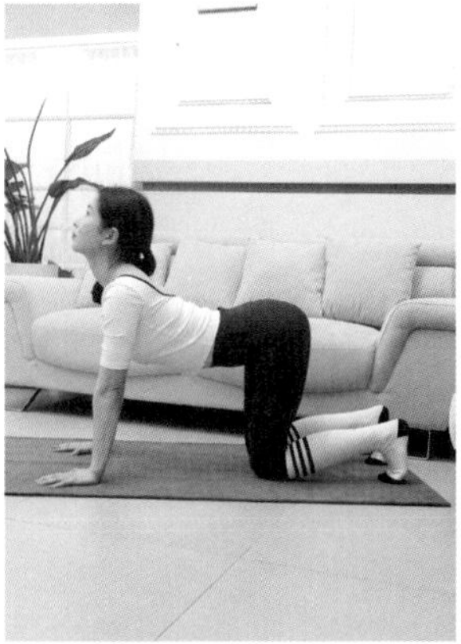

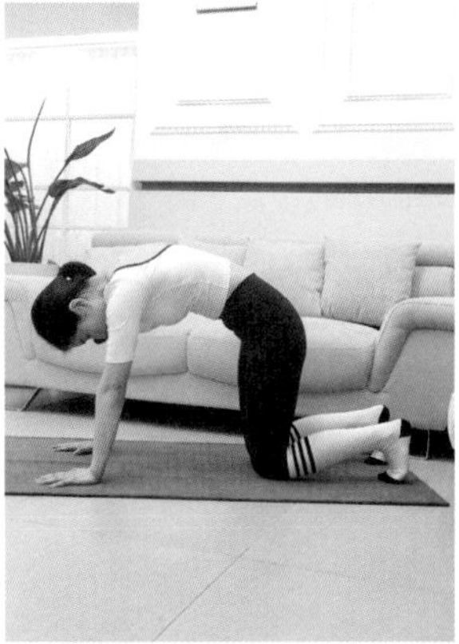

유지 시간
10회

10 TIMES

01 테이블 자세에서 시작합니다.

02 마시는 숨에는 가슴을 손 사이로 내밀고 시선은 가볍게 천장을 향합니다.

03 내쉬는 숨에는 등을 둥글게 말아 시선 다리 사이 바라봅니다. 아침저녁으로 추천합니다.

TIP

Q. 허리디스크인 경우 이 자세를 해도 되나요?

A. 통증이 있는 경우에는 고양이 자세는 제외하고 소 자세와 테이블 자세를 반복해주세요.

Q. 임산부인 경우 이 자세를 해도 되나요?

A. 임신 중기-후기로 갈수록 요추의 과신전으로 인해 허리 통증이 생겨요. 이때는 소 자세는 제외하고 고양이 자세와 소 자세를 반복해주면 좋아요.

Q. 고양이 자세할 때 시선은 배꼽으로 알고 있었어요. 제가 잘못하고 있나요?

A. 요즘은 거북목과 굽은 등을 가진 분들이 많기 때문에 가볍게 숙여 주는 게 체형에 더 도움이 된답니다.

03

스핑크스 자세

Sphinx Pose
살람바 부장가아사나

"후굴 동작 중 가장 완만한 곡선을 그리며 초보자도 쉽게 접근할 수 있는 동작"

난이도 ★

효과

- ☑ 굽은 등과 어깨 펴기
- ☑ 척추 강화
- ☑ 스트레스 해소

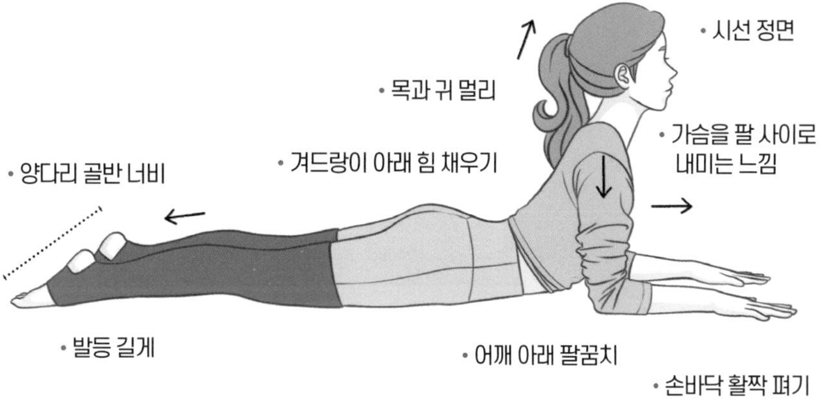

따라 하기

유지 시간
30초

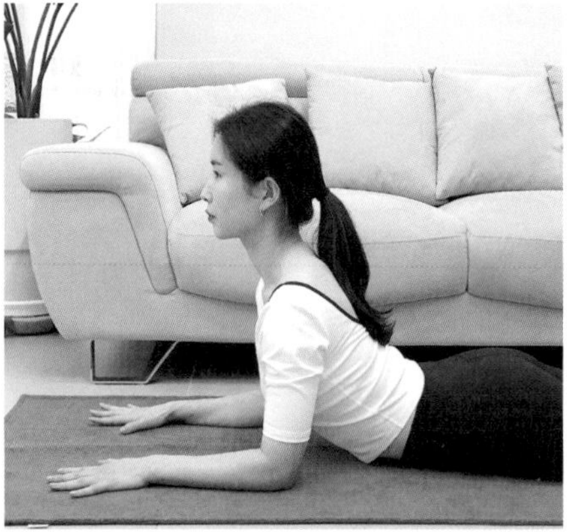

01 배를 대고 누운 자세에서 어깨 아래에 팔꿈치를 놓고 팔뚝 전완을 11자로 만듭니다.

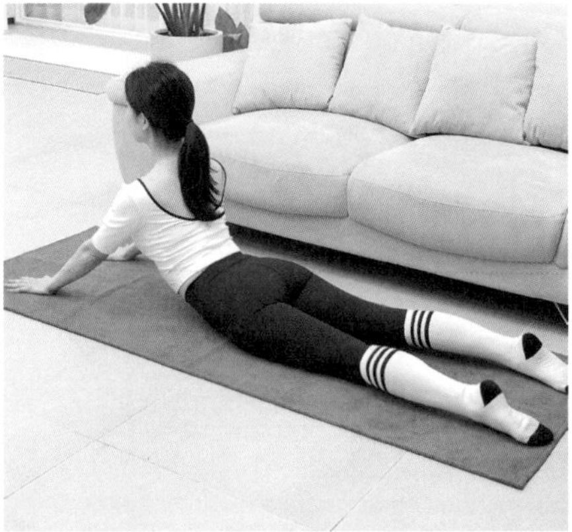

02 가능하면 상체를 세워줍니다.

응용해보세요

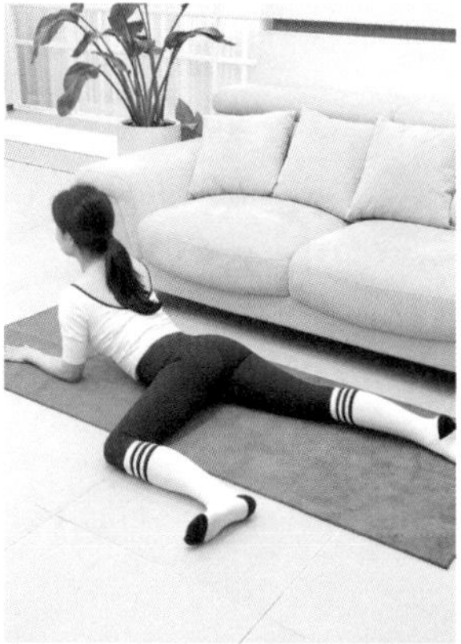

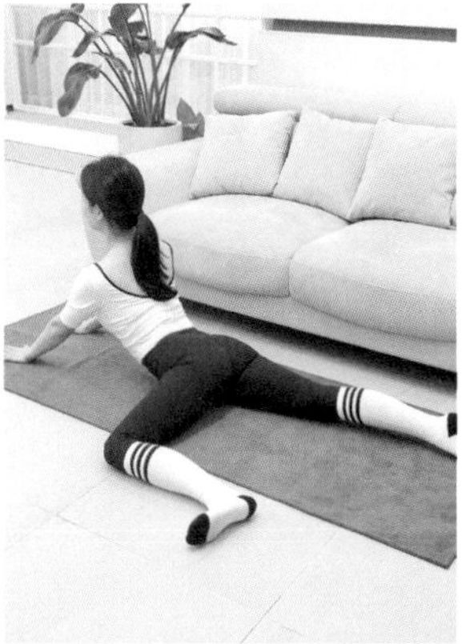

한쪽 무릎을 접어 90° 로 만들어주면 고관절도 함께 자극할 수 있습니다.

TIP

Q. 스핑크스 자세로 스트레스 해소가 가능한가요?

A. 바닥에 배를 대고 엎드린 자세는 신경계를 안정시키고 부교감신경의 휴식과 소화 반응을 자극해요. 업무 스트레스나 책임감, 외부의 압박 등으로 편안함과 안락이 필요할 때 한번 해보세요. 한결 마음이 편안해진답니다.

04

아기 자세

Child Pose
발라아사나

“ 수업 중 가장 반가운 아기 자세.
태아가 엄마의 자궁에서 편안하게
휴식을 취하는 모습입니다. ”

난이도 ★

효과

☑ 척추와 허리 피로 풀기
☑ 근육의 긴장 풀기
☑ 심신 안정

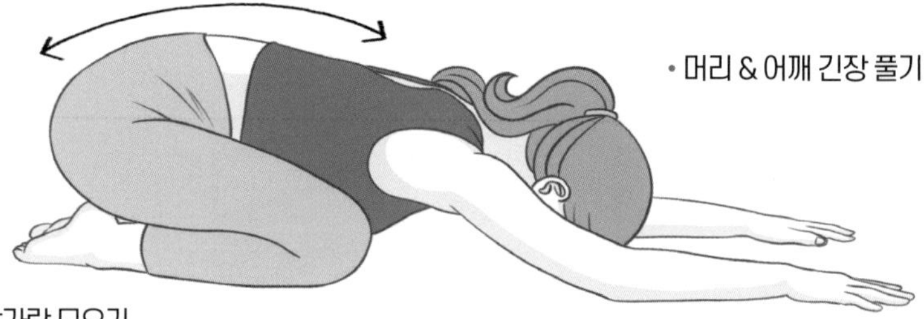

• 호흡하기 편하도록 무릎 열기
갈비뼈 열리고 닫힘을
허벅지 안쪽으로 느껴보세요!

• 이마 바닥
불편하면 양손 포개서
이마 올려놓기

★ 이마를 접촉하는 이유:
미주 신경(휴식과 이완 담당)의 가지가 자극되기 때문

따라 하기

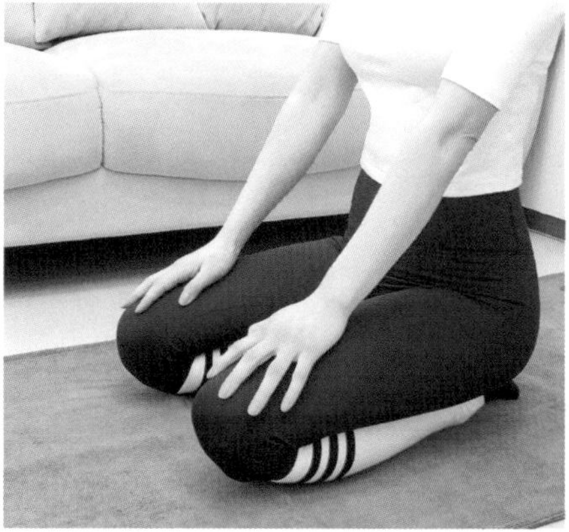

01 무릎은 살짝 열고 발끝은 모아줍니다.

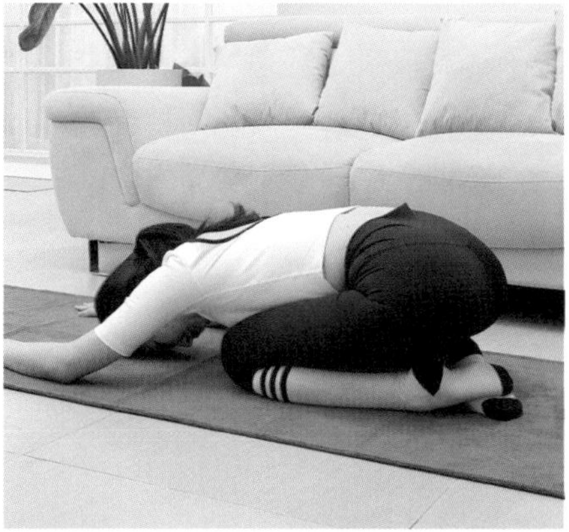

02 한 손 한 손 걸어 나가 상체를 숙여줍니다.

유지 시간
30초

⚠주의
무릎 질환
허리디스크

응용해보세요

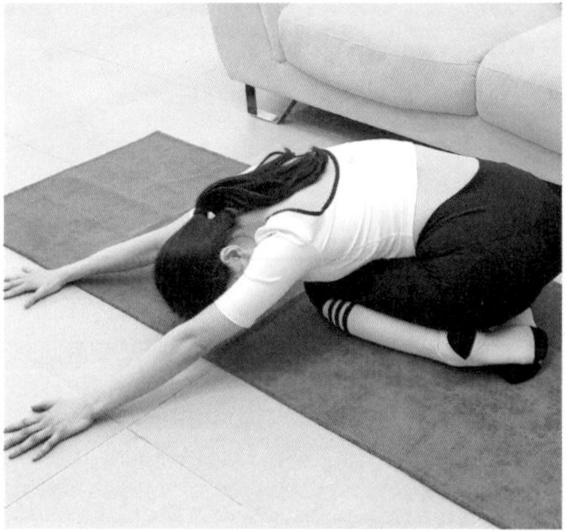

옆구리 늘리기: 측면으로 몸통을 이동하여 옆구리를 늘립니다.

TIP

Q. 무릎을 열어주는 동작인지 몰랐어요. 그래서 엉덩이가 위로 떴나 봐요.

A. 무릎을 열어주면 엉덩이 내리기도 편해지고 호흡할 때 가슴이 확장될 공간이 있어서 긴장 풀기 훨씬 좋아요. 엉덩이가 많이 뜨는 경우 양 주먹을 탑 쌓듯이 포개고 이마를 올려 놓아주세요.

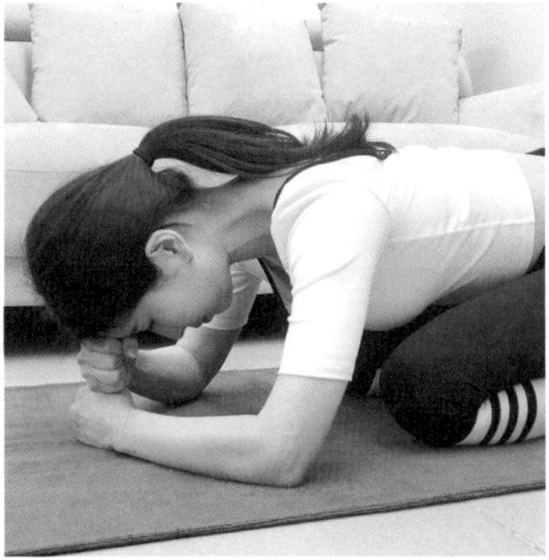

Q. 무릎을 많이 벌려도 뒤꿈치가 궁둥이에 닿지 않아요.

A. 아기자세가 생각보다 많은 근육이 스트레칭 돼요. 척추 근육, 엉덩이와 다리 뒤쪽, 심지어 정강이까지 몸 전체가 다 쓰이기 때문에 어려울 수 있어요.

Q. 저는 왜 어깨가 아플까요?

A. 팔이 귀 옆까지 바짝 올라가는 동작이라 어깨 가동성 부족 또는 집히거나 충돌로 인한 통증 같아요. 손바닥을 위를 보게 돌려보거나 팔 간격을 넓게 하여 아래쪽에 위치하도록 바꿔보세요. 그래도 개선되지 않으면 골반 옆에서 손바닥 하늘 보는 태아 자세로 휴식해주세요. 무릎을 붙여서 해주셔야 머리가 불편하지 않아요.

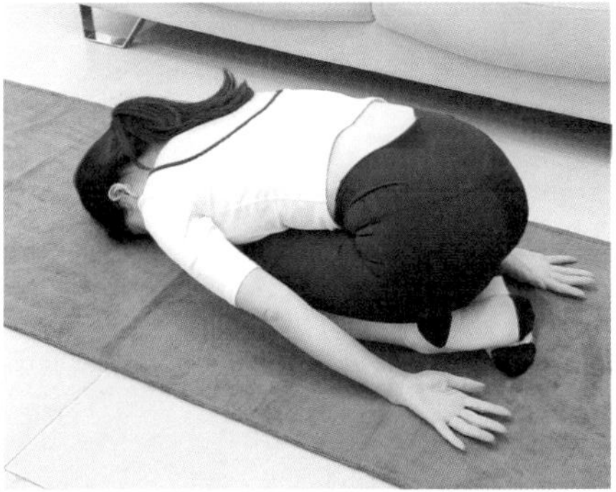

05

오픈 북 스트레치

Open Book Strech
자타라 파리바르타나아사나

" 허리 건강을 위해
꼭 필요한 흉추 가동성 운동 "

난이도 ★

효과

- ☑ 흉추 회전 능력 향상
- ☑ 굽은 등 교정
- ☑ 목, 어깨, 등 통증 예방

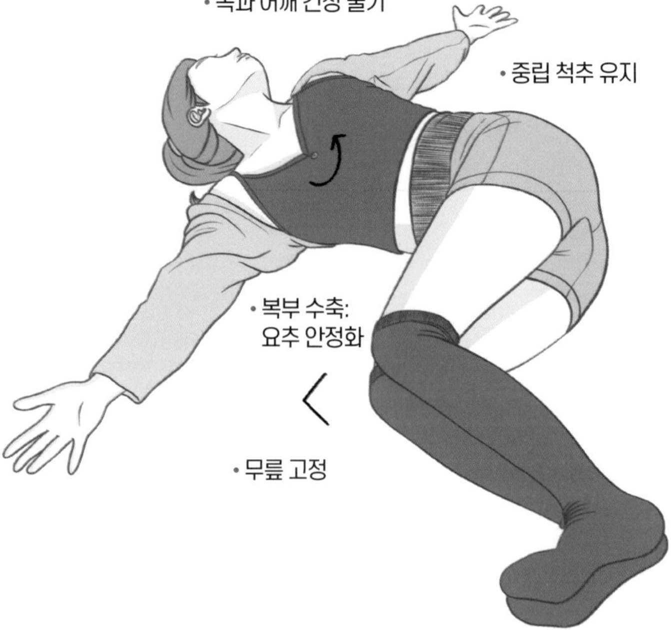

따라 하기

유지 시간
30초

30 SEC

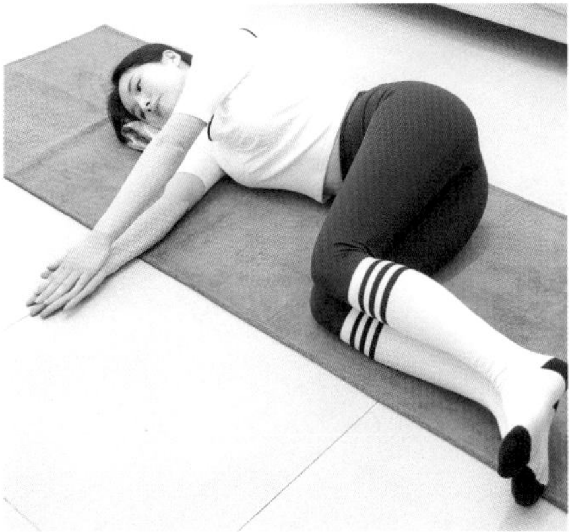

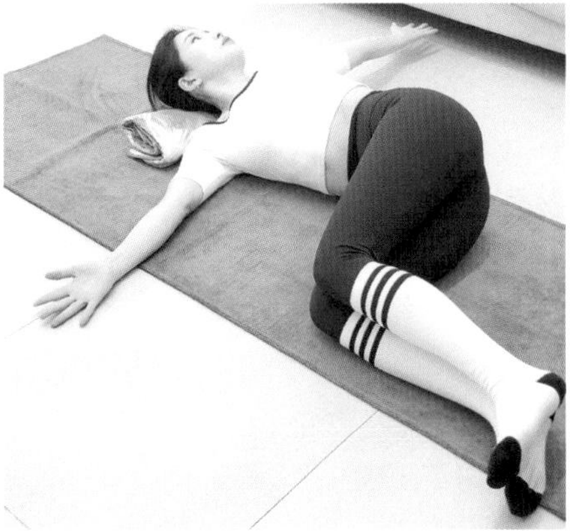

01 옆으로 누워서 무릎을 골반 앞에서 직각으로 구부립니다.

02 척추를 바르게 펴고 내쉬는 숨에 가슴을 책장 열 듯 오픈합니다. 시선은 자연스럽게 따라갑니다. 동작 내내 골반과 허리는 고정하고 복부 힘을 유지해줍니다.

TIP

Q. 저는 좌우가 비대칭이에요.

A. 저도 한쪽만 우두둑 소리 나고 매끄럽지 못해요. 몸의 균형을 위해 잘 안되는 쪽에 맞춰서 운동범위를 결정하고 시간을 조금 더 투자해주세요. 점점 균형이 맞춰지는 것을 느낄 수 있어요.

Q. 어깨가 바닥에 닿지 않아요.

A. 무리해서 회전하는 경우 목과 어깨에 긴장이 들어갈 수 있어요. 할 수 있는 만큼에서 편하게 호흡해주세요.

06

브리지 자세

Bridge Pose

" 요가, 필라테스, 헬스에서
빠지지 않고 등장하는
하체, 코어 강화에 효과적인 자세 "

난이도 ★★

효과

- ☑ 척추 분절 능력 향상
- ☑ 후방 라인 강화
- ☑ 코어 근육 강화

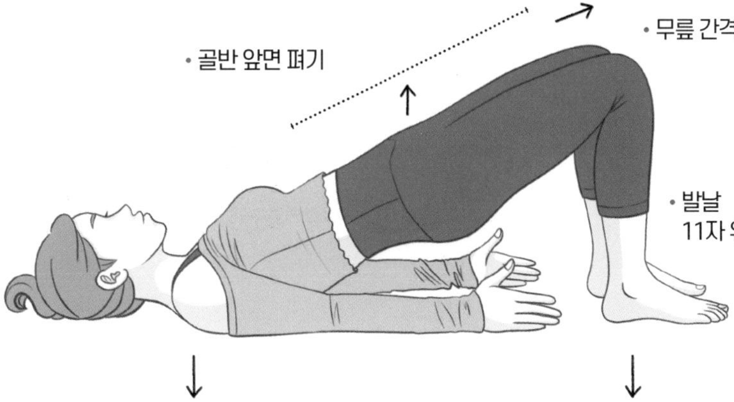

• 허리, 엉덩이, 햄스트링 힘 골고루 사용

따라 하기

유지 시간
10회 반복

10 TIMES

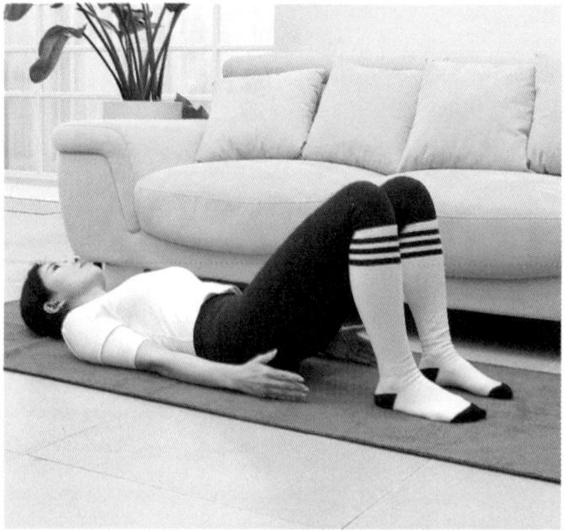

01 누워서 무릎을 구부려 세우고 발 위치는 골반을 들었을 때 무릎 아래 발목 오도록 놓아줍니다.

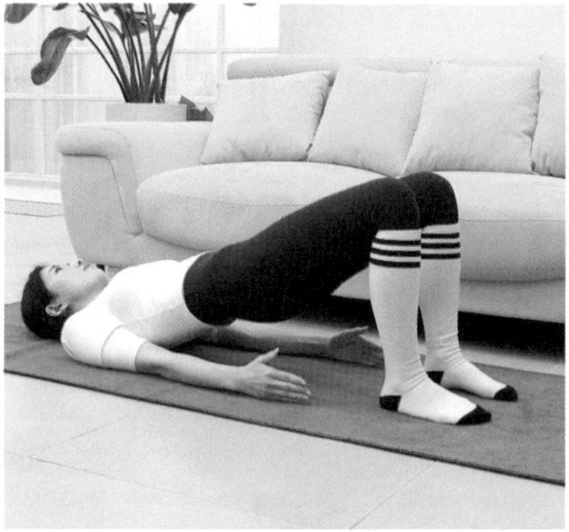

02 마시고 내쉬는 숨에 꼬리뼈부터 척추를 하나하나 말면서 올라옵니다. 한 호흡 마시고 내쉬면서 다시 역순으로 제자리에 돌아옵니다.

응용해보세요

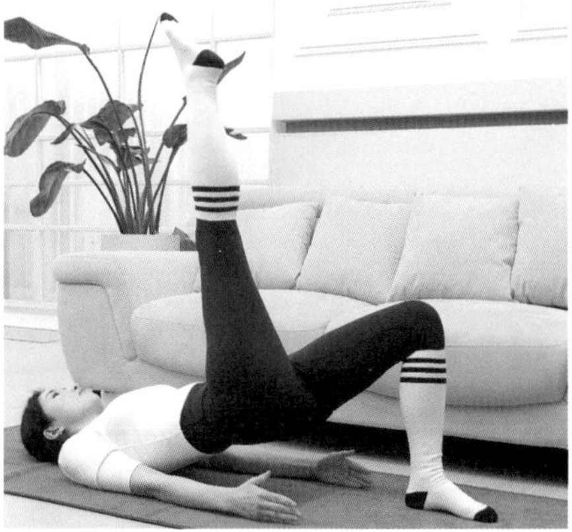

싱글 레그 브릿지: 한 다리를 높게 들고 좌, 우 10초씩 유지합니다.

TIP

Q. 저는 이 동작을 하면 허리가 아파요. 허리에 좋은 동작이 맞나요?

A. 코어가 약하거나 엉덩이 근육의 힘이 부족하면 허리의 힘을 쓸 수 있어요. 허벅지에 고리형 밴드를 걸어주고 뒤꿈치를 바닥에 깊게 누르는 느낌을 기억해주세요. 엉덩이 근육을 활성화하는 데 도움이 돼요. 발이 너무 몸과 가깝지 않은지 체크해주세요.

Q. 허리디스크인데 이 운동을 해도 될까요?

A. 동작 시 또는 운동이 끝난 후 통증이 생긴다면 중단하는 것이 좋아요.

Q. 무릎이 자꾸 벌어져요.

A. 무릎 사이에 요가블록이나 미니 짐볼 등의 소도구를 이용해 허벅지 안쪽을 활성화 시켜주세요.

지친 일상 마무리 피로함 풀기

하루 중 가장 행복한 시간. 수고 많았던 일과가 끝나고 어깨, 허리, 손목 안 아픈 곳이 없지만 맥주와 야식으로 노곤함을 달래다 보면 쌓여가는 건 뱃살뿐입니다. 에너지를 모두 소진하였기 때문에 쉬운 동작 위주로 구성된 시퀀스를 따라 해보세요. 구석구석 쌓인 피로와 독소를 배출하여 꿀잠을 자도록 합니다.

시퀀스 미리보기

소머리 자세의 팔

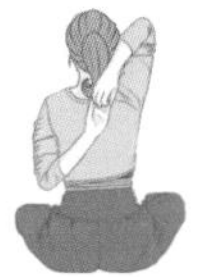

아기 요람 자세

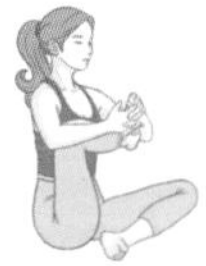

반 물고기 자세

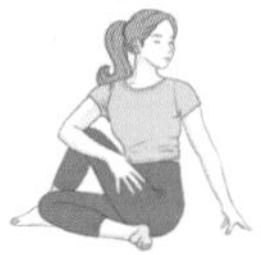

박쥐 자세

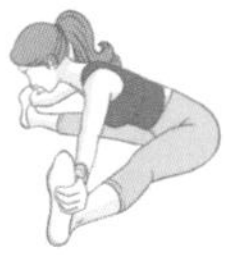

빗장 자세

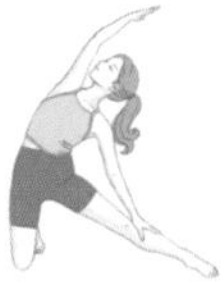

로우 런지 트위스트

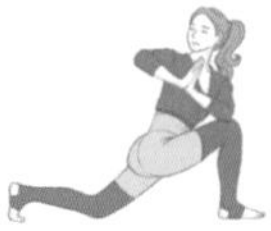

01

소머리 자세의 팔

Shoulder Stretch

" 오십견 예방을 위해 꼭 해야 하는 어깨 스트레칭 자세 "

난이도 ★★

효과

- ☑ 어깨 스트레칭
- ☑ 굽은 어깨 개선
- ☑ 등과 팔뚝 군살 제거

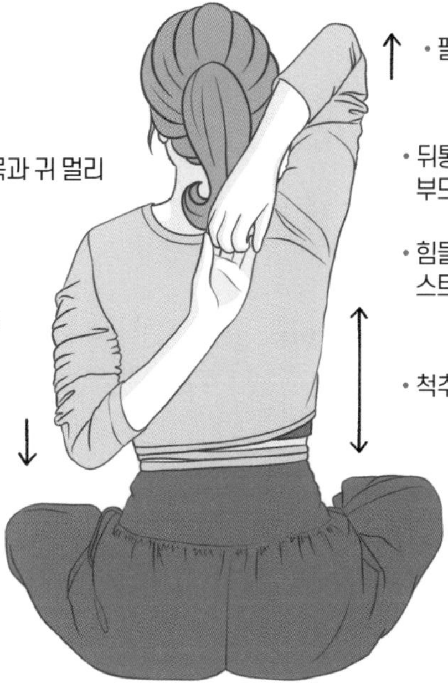

따라 하기

유지 시간
30초

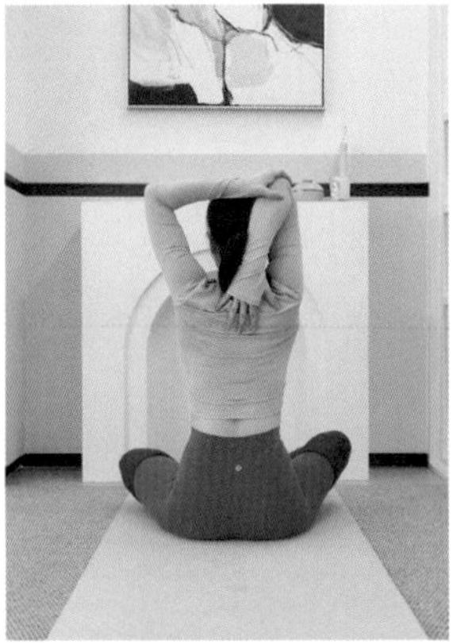

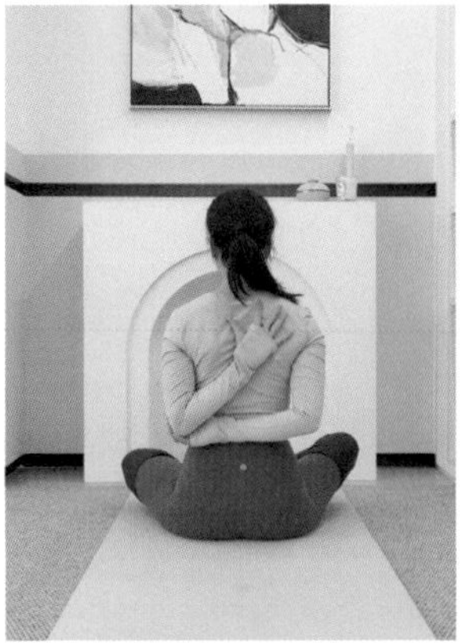

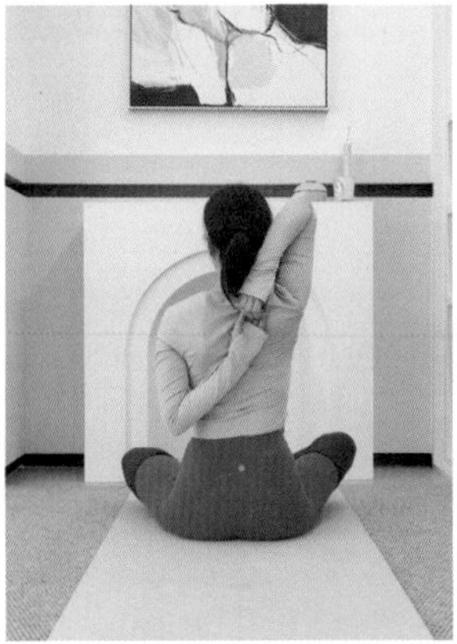

01 오른팔은 머리 위로 넘기고 왼손으로 팔꿈치 잡고 10초 유지합니다.

02 왼팔은 허리 뒤로 가져가 오른손으로 팔꿈치 잡고 10초 유지 합니다.

03 등 뒤에서 양손을 마주 잡습니다.

응용해보세요

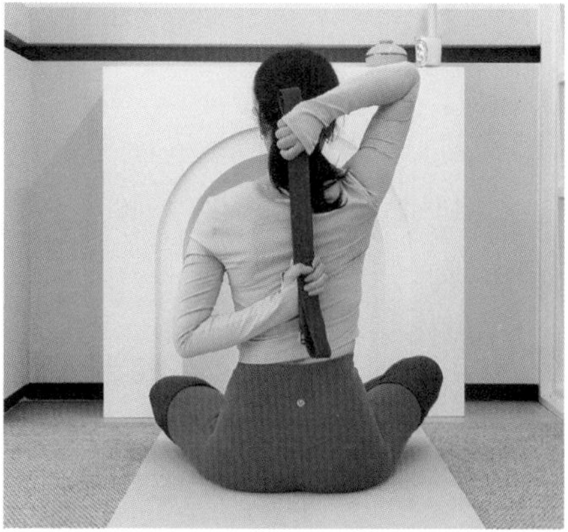

손이 잘 잡히지 않는다면 수건이나 요가 스트랩, 요가링 등의 도구를 이용하고 고개를 숙이거나 등을 구부리지 않도록 신경 씁니다.

TIP

Q. 한쪽이 유독 잘 안 돼요.

A. 사람은 누구나 불균형을 가지고 있어요. 한쪽 어깨를 더 많이 사용하기 때문이에요. 잘되지 않는 쪽에 맞추어 운동범위를 결정하고 시간을 조금 더 할애해주세요.

02

아기 요람 자세

Seated Leg Cradle
우티타 힌돌라아사나

" 골반 주변에 쌓인 피로를
풀어주고 생리불순과 같은
자궁질환에 도움 되는 자세 "

난이도 ★

효과

- ☑ 골반 주변 근육 이완
- ☑ 고관절 유연성 향상
- ☑ 하체 혈액 순환

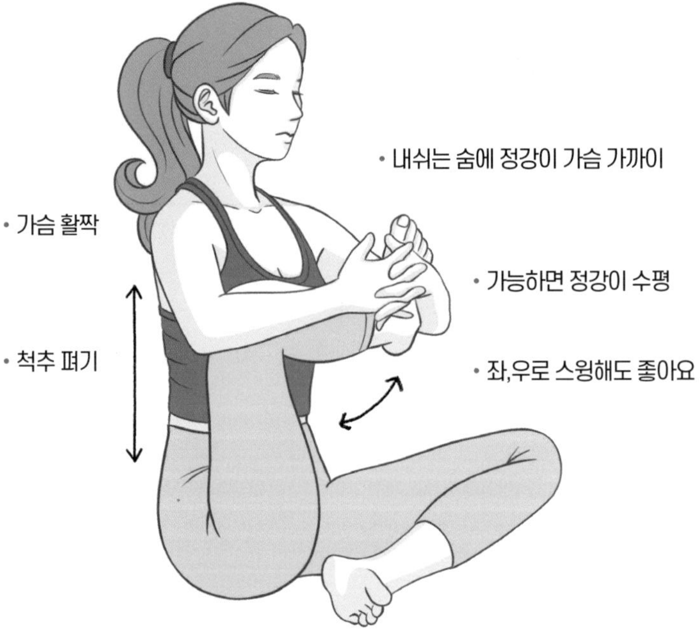

따라 하기

유지 시간
30초

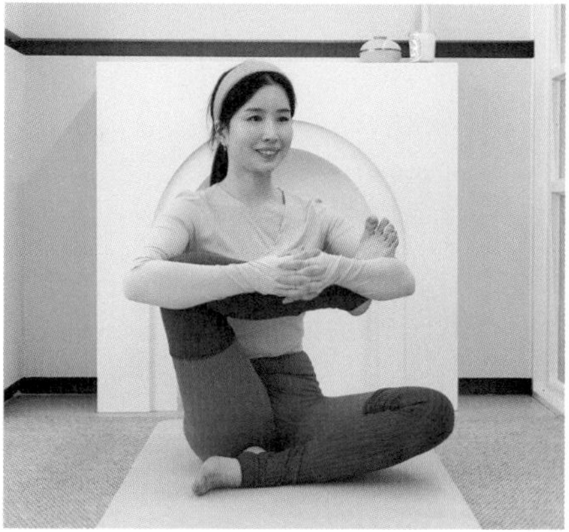

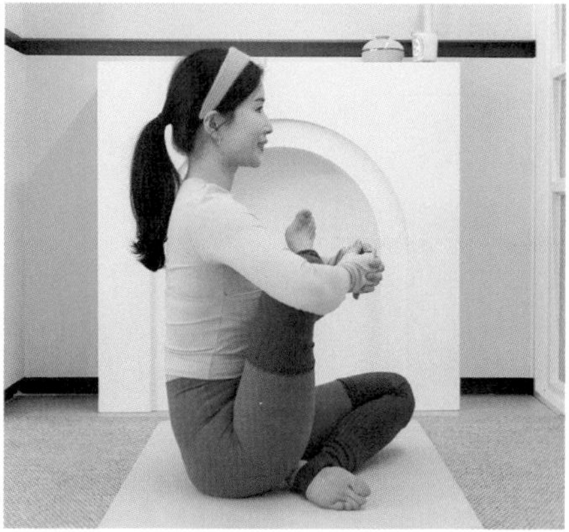

01 편한 자세로 앉아 정강이를 양팔로 아기 안듯이 감싸고 앉아줍니다.

02 다리를 안고 좌우로 10회 가볍게 움직인 후 30초 유지합니다.

TIP

Q. 등이 계속 구부러지고 정강이가 가슴까지 오지 않아요.

A. 엉덩이 주변 근육이 뻣뻣한 경우 반대편 다리를 세운 후 4자 모양을 만들어 유지해 주세요.

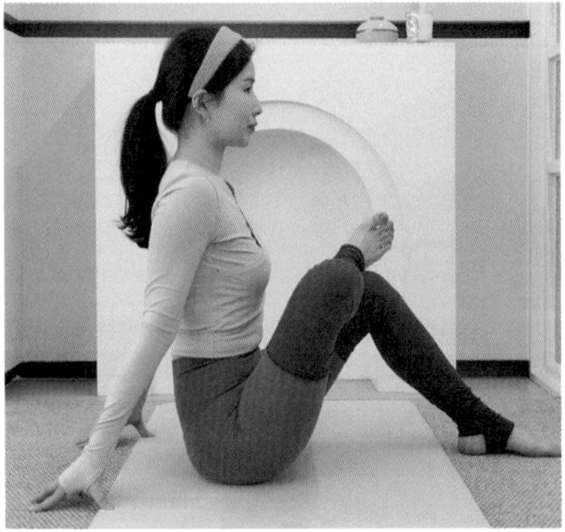

03

반 물고기 자세

Half Spinal Twist Pose
아르다 마첸드라아사나

" 간단하지만 엄청나게 많은
근육들이 동원되는 자세 "

난이도 ★

효과

- ☑ 흉추 회전 능력 향상
- ☑ 엉덩이 스트레칭
- ☑ 장운동 촉진

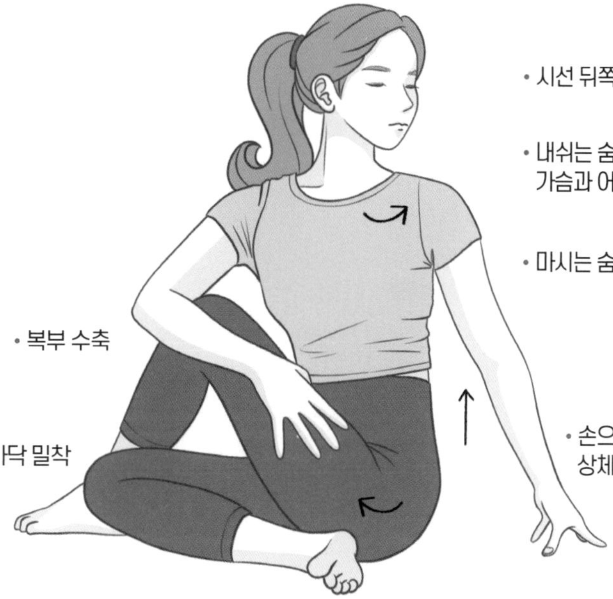

따라 하기

유지 시간
30초

⚠주의
척추질환, 골다공증이 있다면
무리하게 비틀지 마세요.

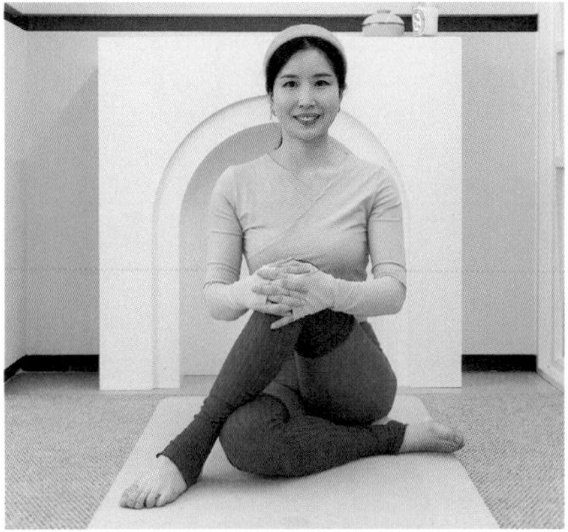

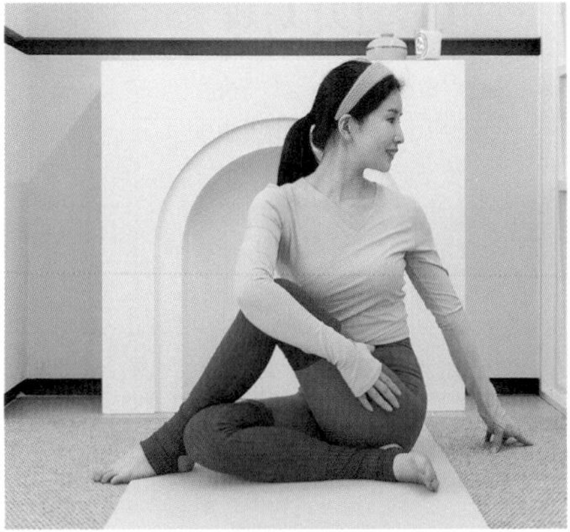

01 왼 다리는 아래, 오른 다리는 세우고 발을 무릎 바깥쪽에 놓습니다.

02 왼손으로 오른 무릎 바깥쪽을 감싸줍니다. 오른손은 뒤쪽 바닥 짚고 내쉬는 숨에 트위스트 합니다.

응용해보세요

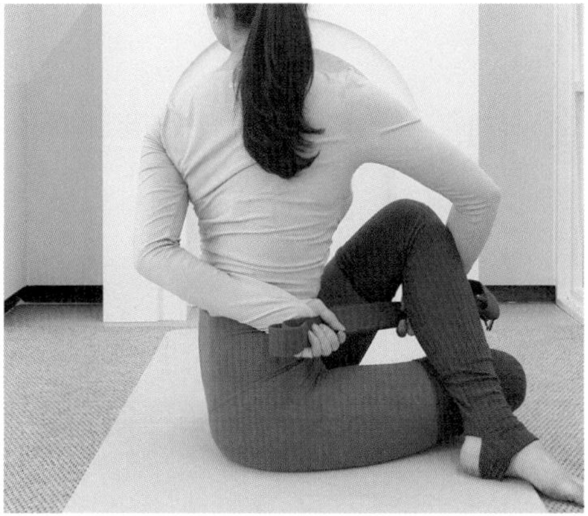

다리 사이 공간으로 스트랩을 넣어 마주 잡아줍니다.

TIP

Q. 허리를 비트는 것에 대해 안 좋다는 의견도 있는데 따라 해도 괜찮을까요?

A. 허리 비틀기가 아니라 흉추를 비틀어 주세요. 허리의 안정성을 위해서 흉추의 회전 움직임을 만들어 주는 것이 좋아요.
움직이지 말라고 하는 건 허리에게 건강하지 말라고 이야기하는 것과 똑같아요. 물론 통증이 있을 때는 최대한 안정을 취하는 것이 맞지만 통증이 없어진 후에는 척추의 움직임에 대해 긍정적으로 생각하고, 다양한 방향으로 활동하게끔 디자인되어있는 구조물이란 것을 꼭 기억해주세요.

04

박쥐 자세

Wide Angle Pose
우파비스타 코나아사나

" 날개를 활짝 펼치고 날아가는 박쥐를 닮은 자세 "

난이도 ★★

효과

- ☑ 고관절 유연성 향상
- ☑ 햄스트링 스트레칭
- ☑ 자궁 건강에 도움

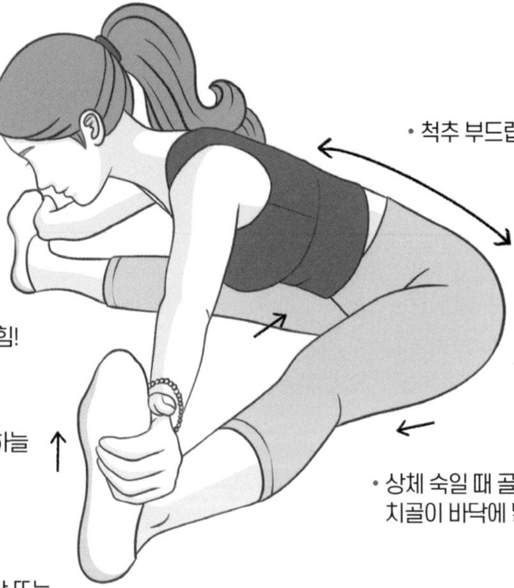

유지 시간
30초

⚠주의
고관절 질환

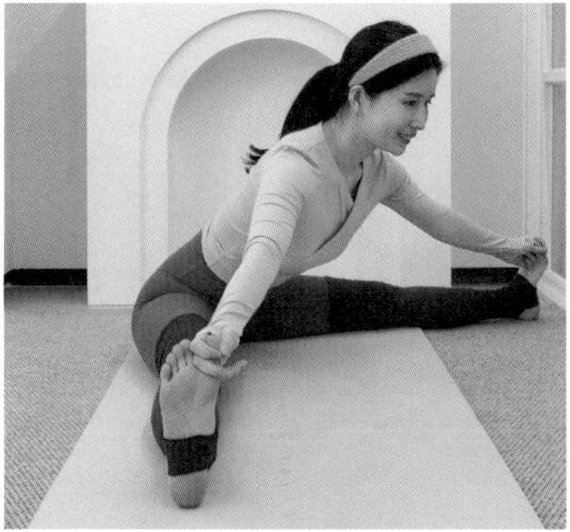

01 양다리를 어깨너비 두세 배 열어줍니다.

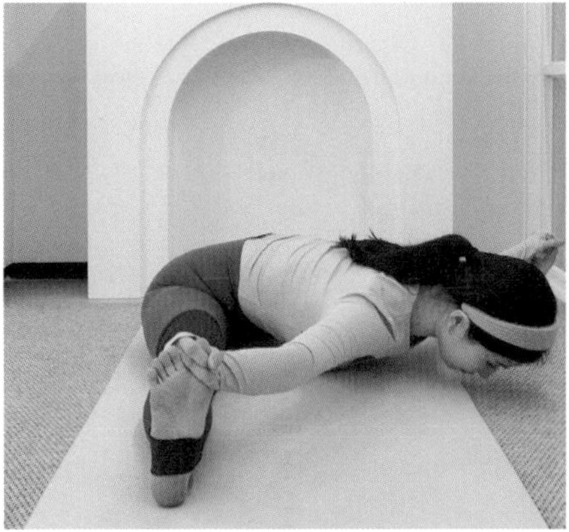

02 손으로 발날, 발목, 정강이 또는 앞쪽 바닥을 짚고 내쉬는 숨에 상체 숙여줍니다.

응용해보세요

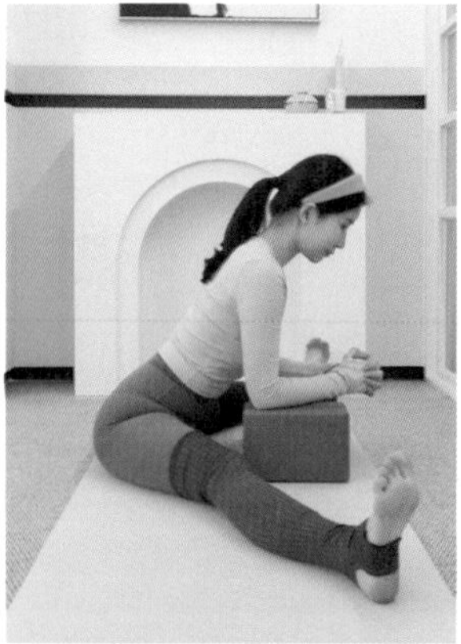

등이 굽을 때

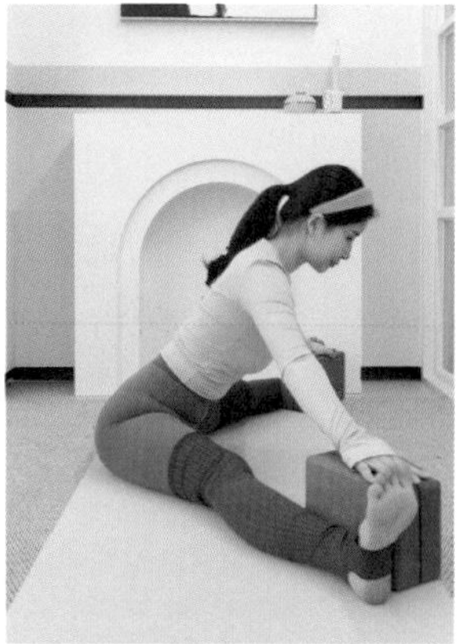

발이 안으로 돌아갈 때

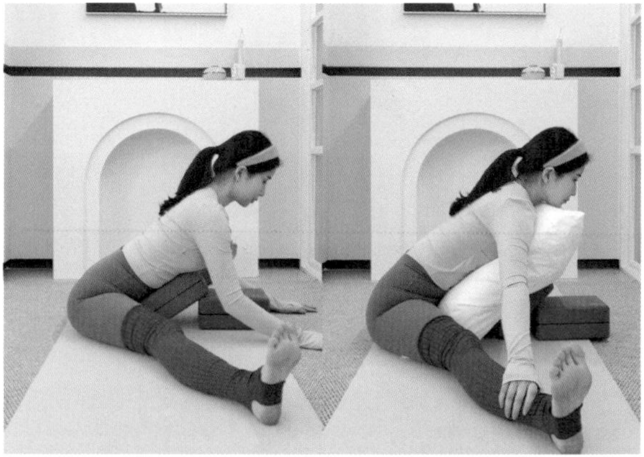

요가블록에 복부를 올려놓으면 더 편안합니다. 베개를 사용해도 좋습니다.

TIP

Q. 치골이 바닥에 닿는 느낌이 어떤 걸까요?

A. 보통 골반을 그대로 두고 상체만 동그랗게 숙여서 앞으로 내려가려고 해요. 전굴은 골반을 먼저 앞으로 기울이고, 그 움직임을 상체도 따라가야 해요. 회음부 앞쪽 즉 배꼽이 바닥과 가까워지는 느낌이라고 생각해보세요.

Q. 다리가 벌려지지 않아요.

A. 고관절을 바깥으로 여는 범위는 40~45°가 정상이므로 어깨너비 2~3배(90°) 정도면 충분해요.

Q. 허리 디스크인데 이 자세가 가능할까요?

A. 상체를 숙이지 말고 다리를 열고 허리를 반듯하게 펴는 데 집중해주세요.

05

빗장 자세

Gate Pose
파리가아사나

" 굽은 자세로 굳어져 버린
뻣뻣한 몸통을 늘려주고
옆구리를 탄탄하게 만드는 자세 "

난이도 ★

효과

- ☑ 척추의 유연성 향상
- ☑ 옆구리 스트레칭
- ☑ 굽은 등 개선

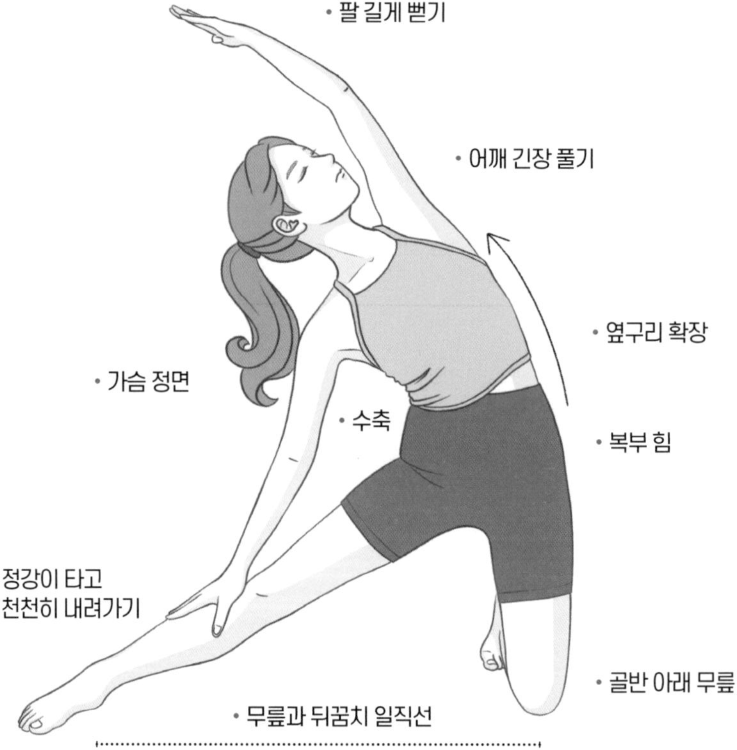

유지 시간
30초

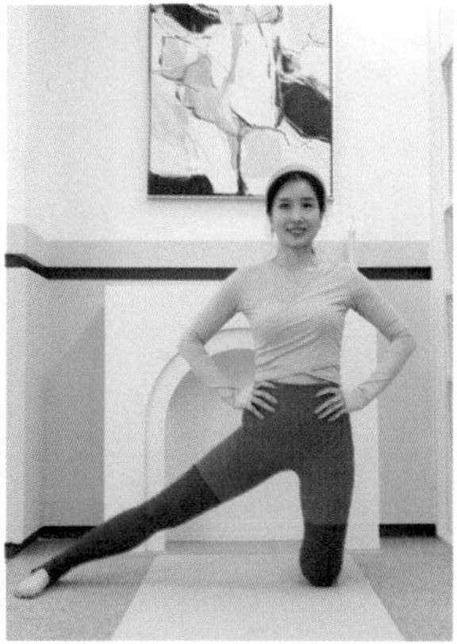

01 무릎 대고 선 자세에서 오른 다리를 옆으로 펴줍니다.

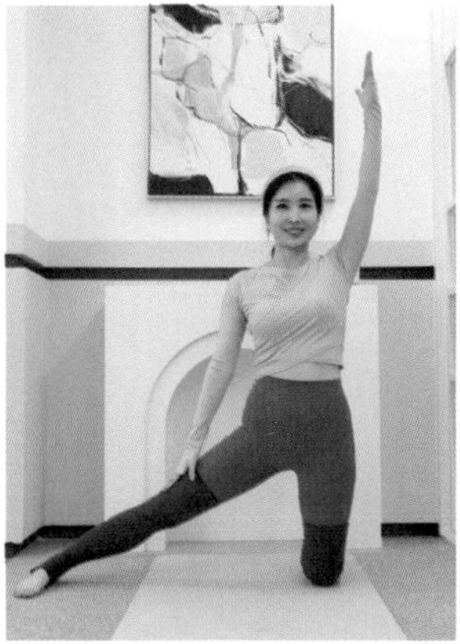

02 오른손 허벅지 위에 올리고 왼팔은 하늘로 뻗습니다.

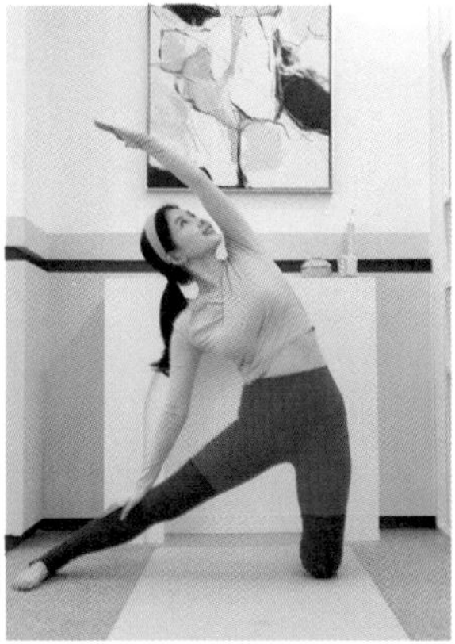

03 내쉬는 숨에 왼쪽으로 기울이며 내려갑니다.

TIP

Q. 받친 무릎이 아픈데 자세가 잘못된 걸까요?

A. 매트가 두껍지 않다면 무릎 아래에 쿠션을 깔아주세요. 그리고 발바닥의 유연성이 부족하면 발목을 꺾기가 어려워 무릎에 체중이 쏠릴 수 있어요. 발목의 움직임이 개선될 수 있도록 벽을 이용한 아킬레스건 스트레칭(p.218 참고)과 발바닥 스트레칭을 꾸준히 해주세요.

06

로우 런지 트위스트

Low Lunge Twist Pose
파리브리타 안자니아사나

" 하체의 혈액 순환도 돕고
복부의 군살도 함께 제거하는
일석이조 자세 "

난이도 ★★★

효과

- ☑ 허벅지 앞쪽 스트레칭
- ☑ 척추 회전 능력 향상
- ☑ 장내 가스 제거

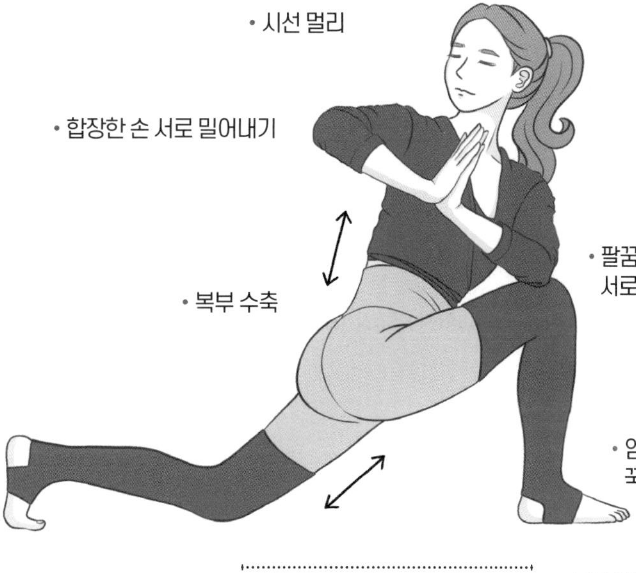

따라 하기

유지 시간
30초

30 SEC

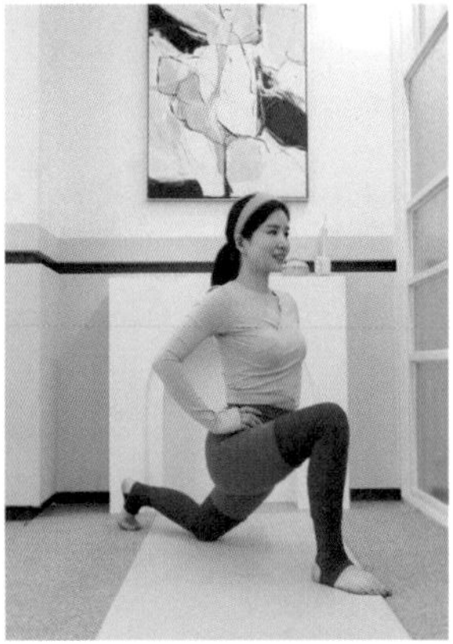

01 로우 런지 자세를 만듭니다. (P.80 참고)

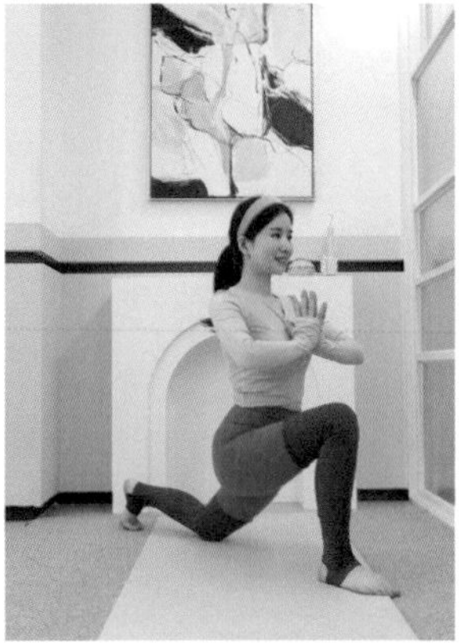

02 가슴 앞에서 합장해 준비합니다.

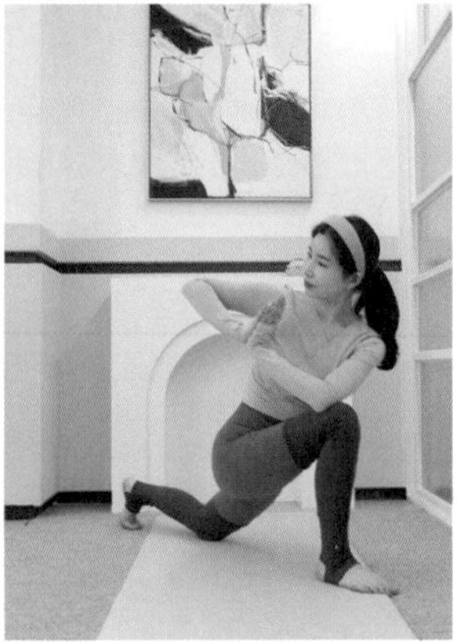

03 팔꿈치를 무릎 바깥쪽에 놓고 내쉬는 숨에 상체 회전합니다.

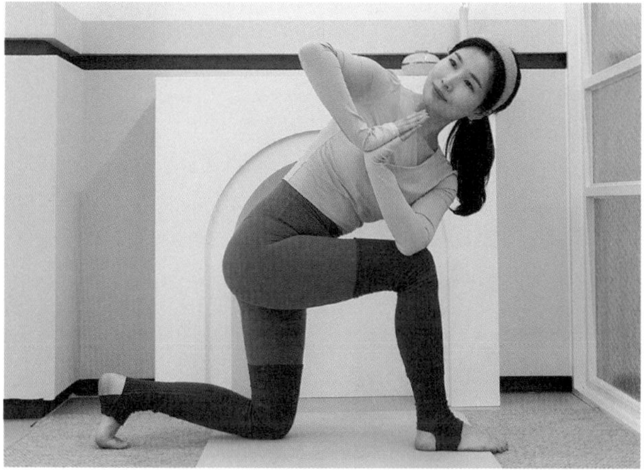

TIP

Q. 균형이 잡히지 않고 자꾸 흔들리는 것 같아요.

A. 복부 힘을 유지하고 팔꿈치와 무릎을 서로 밀어내는 힘이 필요해요. 초보자는 다리 앞뒤 간격을 조정해서 하체의 안정감을 유지해주세요.

월요병 극복! 스트레스 해소

일요일 저녁부터 월요일 퇴근 시간까지 하루 종일 증상이 나타나는 직장인의 고질병 월요병. 월요일이 오는 게 너무 싫다면 주말에도 규칙적인 생활 리듬을 유지하는 것이 좋습니다. 내가 가장 좋아하는 음식을 먹는 날로 정한다던가 좋아하는 음악을 들으며 취미생활 하는 날로 정하는 것도 좋습니다. 깊은 호흡과 함께하는 스트레칭은 뇌의 가바 수치를 올려주어 사소한 일에도 짜증 나는 일이 줄어들 거예요.

시퀀스 미리보기

한 다리 상체 숙이기

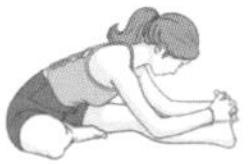

앉아서 기울이기

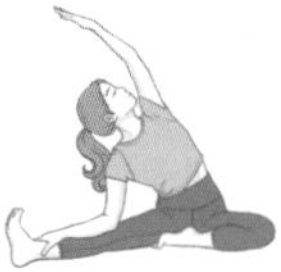

누운 나비 자세

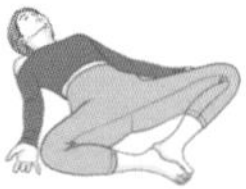

바람 빼기 자세

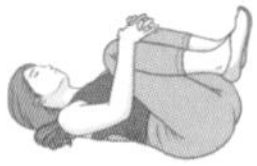

쟁기자세

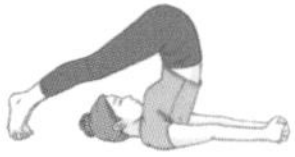

01

한 다리 상체 숙이기

Head To Knee Pose
자누 시르사아사나

" 깊게 호흡하며
마음의 안정을 찾는 자세 "

난이도 ★

효과

- ☑ 신경계 안정
- ☑ 신진대사 활성화
- ☑ 다리 뒷면 스트레칭

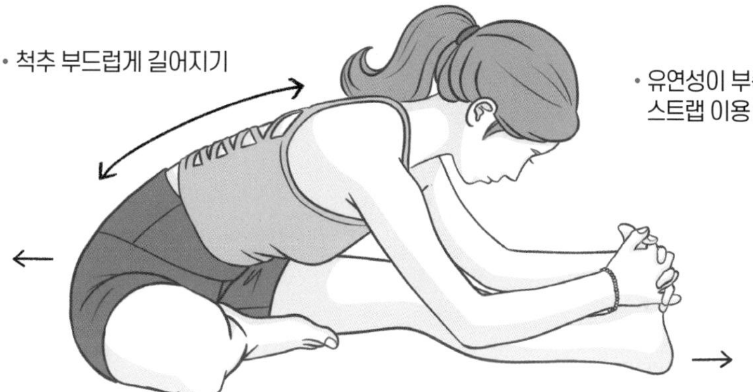

따라 하기

유지 시간
30초

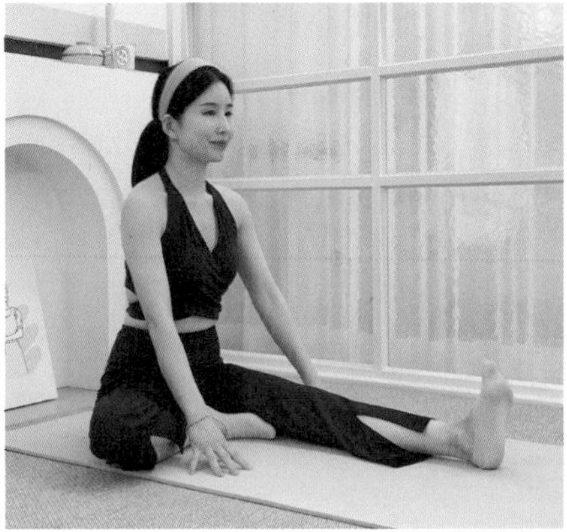

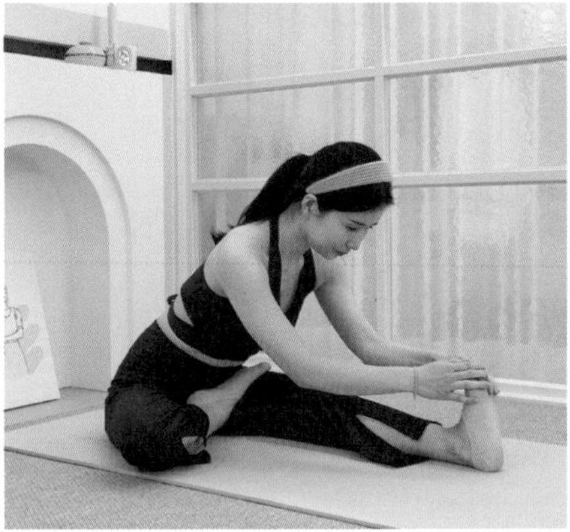

01 앉은 자세에서 한 다리를 앞으로 폅니다. 가능하면 반대편 다리 발등을 허벅지 위에 올려놓습니다.

02 발을 잡거나 정강이, 또는 바닥 짚어주고 준비합니다. 내쉬는 숨에 상체 숙여 내려갑니다.

응용해보세요

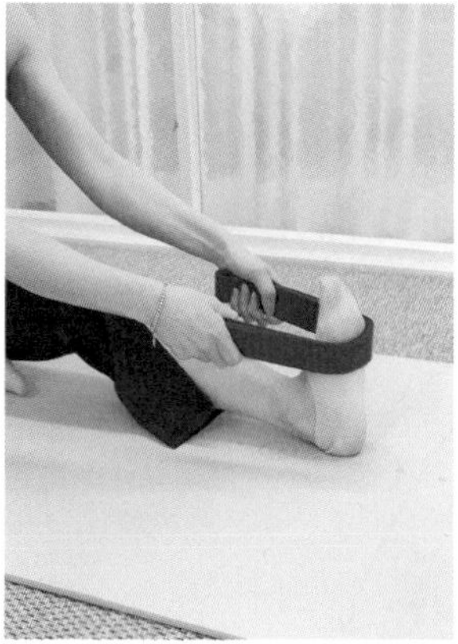

유연성이 부족하다면 발에 수건을 걸어줍니다.

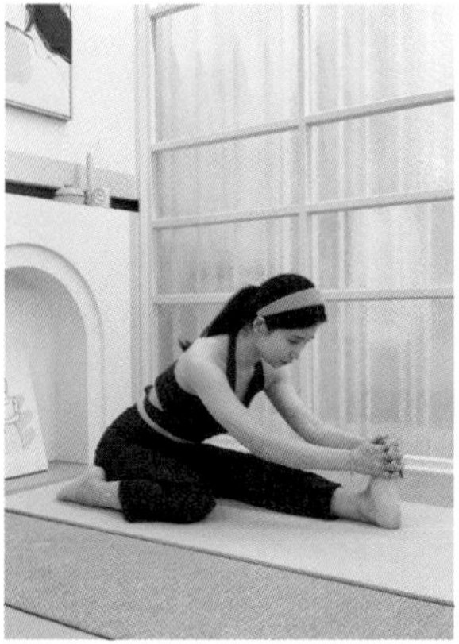

한 다리를 뒤로 접고 진행해봅니다.

TIP

Q. 다리 뒤쪽이 타이트한 사람도 꾸준히 하다 보면 유연해질 수 있을까요? 의욕이 넘쳐서 억지로 하다 보면 허리에 무리가 가더라고요.

A. 먼저 고관절의 움직임이 잘 나오고 있는지 확인해 보세요. 상체를 숙일 때 고관절이 먼저 앞으로 숙여지고 다음으로 허리에서 움직임이 나와야 해요. 그렇지 않으면 허리 주변의 근육과 인대가 과사용되어 통증이 생길 수 있어요. 유연성보다는 허리와 골반의 건강을 위해서라도 무리 되지 않는 범위 내에서 꾸준히 해주세요. 스트레칭은 안 하면 금방 뻣뻣해진답니다. 반대로 너무 유연해도 체형 변형이 잘 올 수 있고 다 장단점이 있으니 지금 있는 그대의 내 몸을 사랑해 주세요.

02

앉아서 기울이기

Seated Side Bend
파리브르타 자누 시르사아사나

" 옆구리가 찌뿌둥할 때 해주면
기분도 좋아지고 피로가
금방 회복되는 동작 "

난이도 ★

효과

- 옆구리 스트레칭
- 면역력 향상
- 소화불량 개선

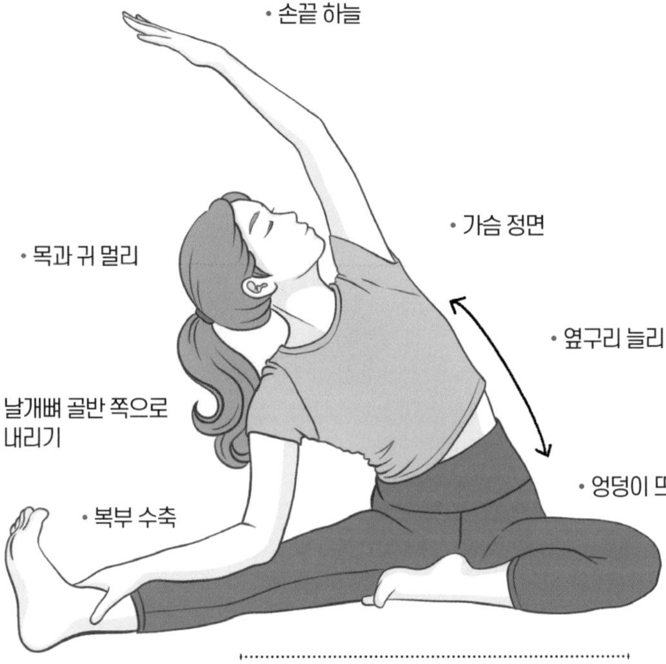

따라 하기

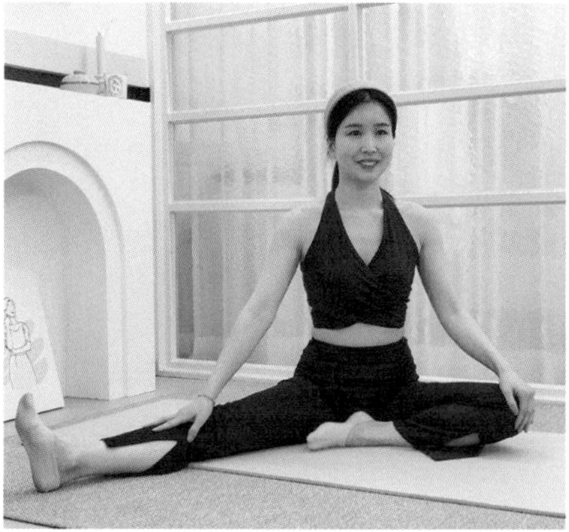

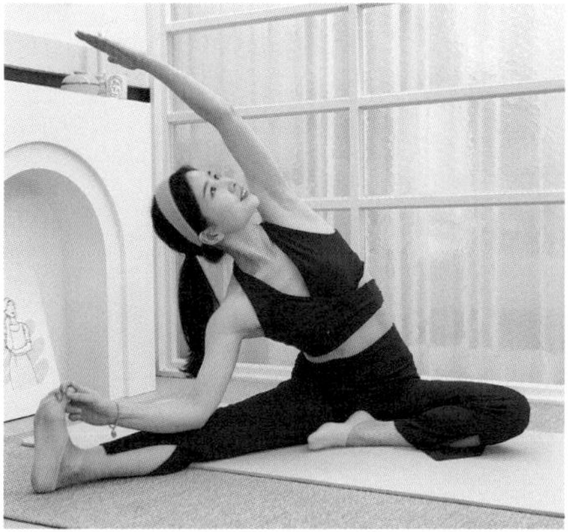

유지 시간
30초

01 앉은 자세에서 한 다리를 옆으로 펴줍니다.

02 왼손은 다리 위에, 오른손 하늘로 뻗고 내쉬는 숨에 옆으로 기울여 줍니다.

응용해보세요

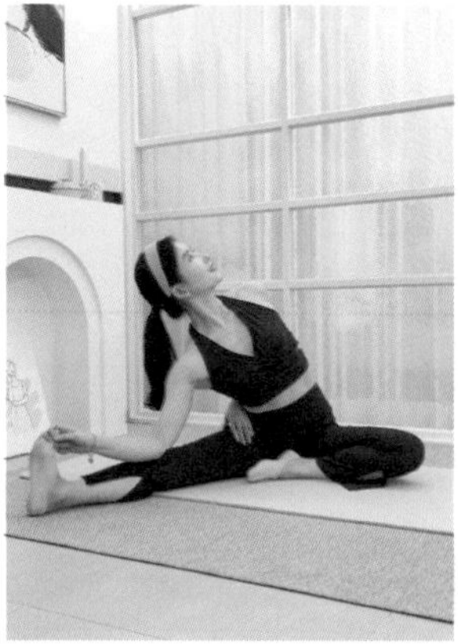

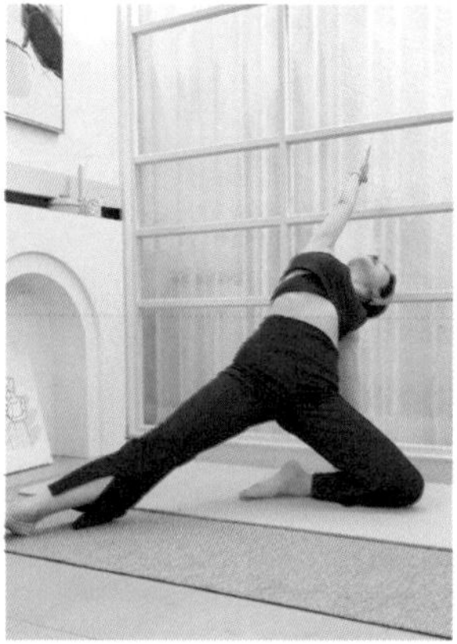

어깨 열기: 뻗은 손을 등 뒤로 가져서 허벅지를 감싸 잡아줍니다.

후굴: 손을 뒤쪽 바닥 짚고 골반을 들어 올려 몸의 앞면을 활짝 열어 봅니다.

TIP

Q. 어깨가 자꾸 움츠러들어요.

A. 벽 앞에서 동작을 연습하는 것도 좋은 방법이에요. 몸통이 앞으로 기울어지지 않도록 합니다. 조금만 내려가도 괜찮아요. 복부 힘을 채우고 상체를 세워주세요.

03

누운 나비 자세

Reclining Bound Angle Pose
숩다 받다코나아사나

" 잠 못 이루는 밤,
숙면을 하는데 도움 되는 자세 "

난이도 ★

효과

- ☑ 하체 혈액 순환
- ☑ 생식기관의 기능 향상
- ☑ 전신의 피로 회복

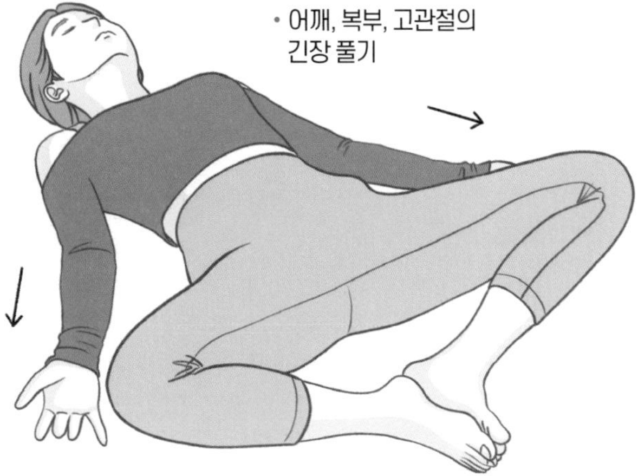

따라 하기

유지 시간
30초

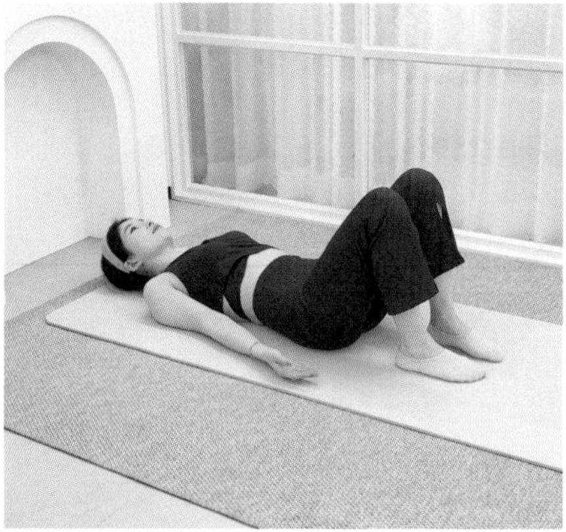

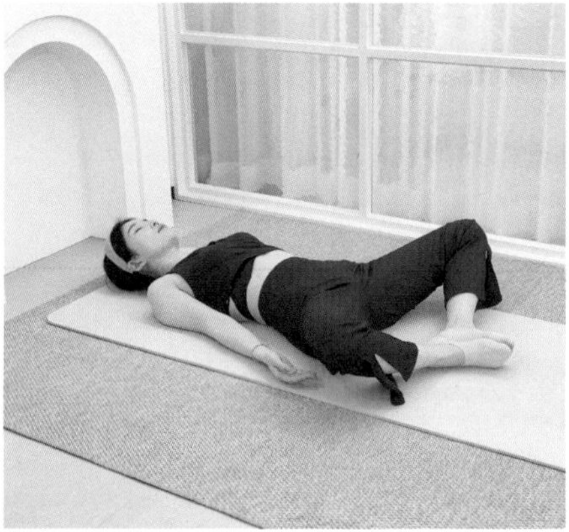

01 바닥에 등을 대고 누워 줍니다.

02 양 무릎을 열고 발바닥을 붙여 다이아몬드 모양을 만들어 줍니다. 전신의 긴장을 풀고 편안하게 휴식합니다.

응용해보세요

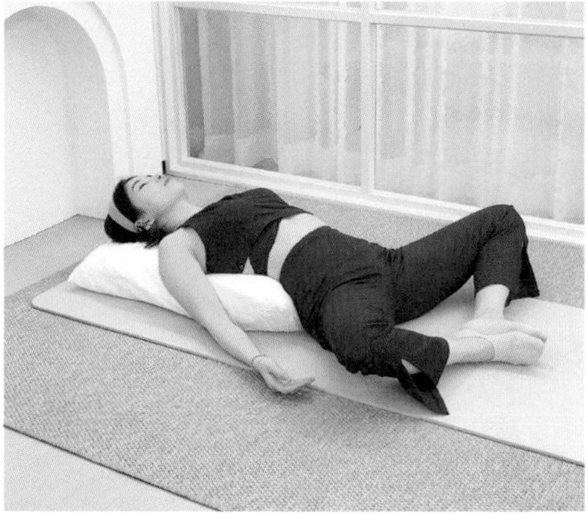

커다란 베개로 상체를 받쳐주면 훨씬 편안한 휴식 자세가 됩니다.

04

바람 빼기 자세

Wind Removing Pose
파반묵타아사나

“ 쉽고 간단한 최고의 디톡스 자세.
장내 독소를 제거하고
깨끗한 피부를 만드는 동작 ”

난이도 ★

효과

- ☑ 장내 가스 제거
- ☑ 허리 긴장감 풀기
- ☑ 엉덩이 근육 스트레칭

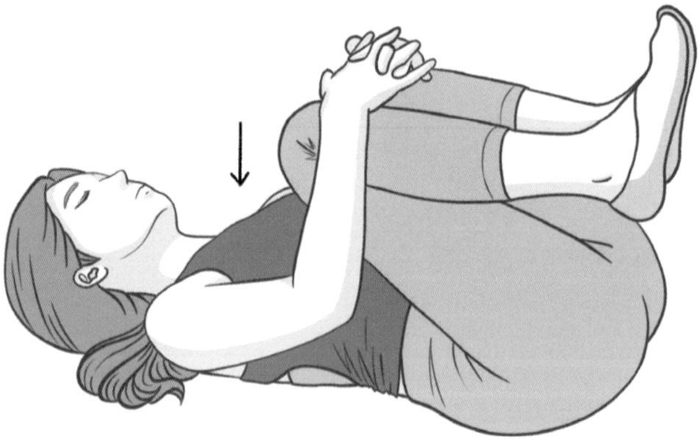

유지 시간
30초

30 SEC

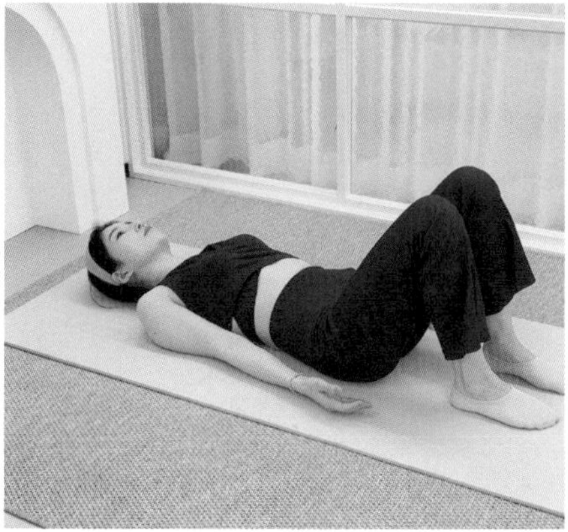

01 누운 자세에서 시작합니다.

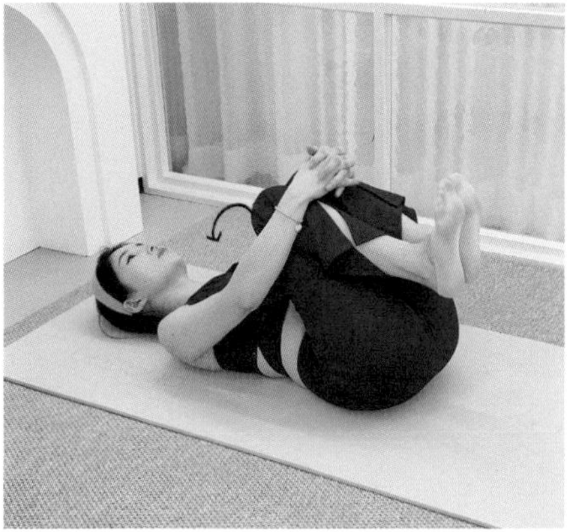

02 두 무릎을 가슴 중앙으로 당겨와 마시는 숨에 무릎 멀어졌다 내쉬는 숨에 끌어안아 줍니다.

응용해보세요

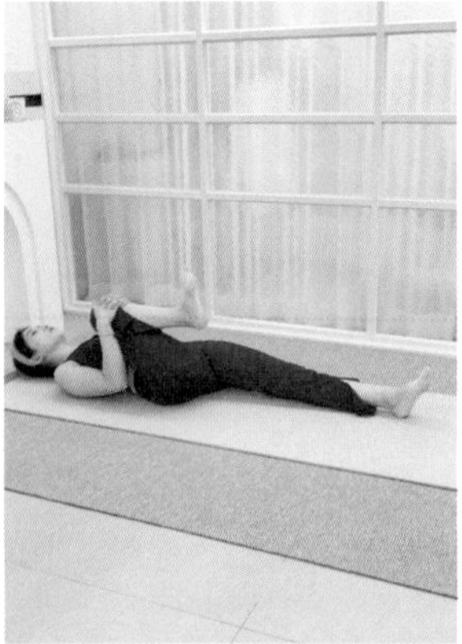

한 다리 바람 빼기 자세:
한 다리씩 진행해봅니다.

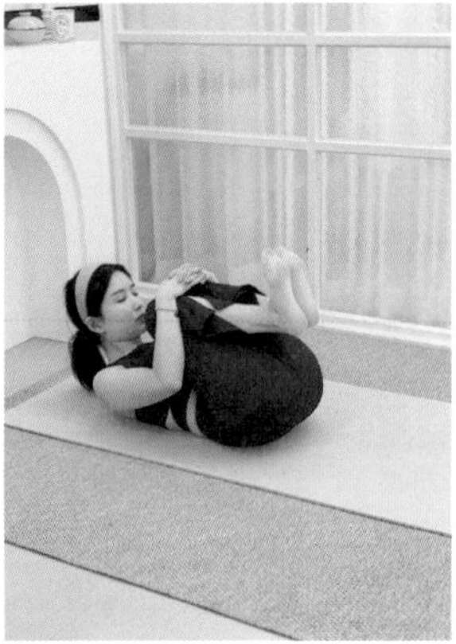

상체를 들어 복부 수축을 유도해봅니다.

TIP

Q. 이 자세만 하면 자꾸 방귀가 나와서 부끄러워요.

A. 바람 빼기 자세는 복부를 압박해 방귀가 나올 수 있고 실제로 장운동과 변비 예방에 도움이 돼요. 요가는 부교감 신경을 활성화시켜주어 몸의 긴장이 풀립니다. 생리적인 현상인 하품이나 방귀가 나올 수 있고 눈물이 날 수도 있어요.

Q. 고관절이 집히는 느낌이 들어서 불쾌해요.

A. 그럴 때는 무릎을 살짝 열어 겨드랑이 방향으로 당겨주세요.

05

쟁기 자세

Plow Pose
할라아사나

" 목과 등이 시원해지는 동작 "

난이도 ★★★★

효과

- ☑ 목과 어깨와 등 풀기
- ☑ 소화력 개선 & 식욕 조절
- ☑ 뇌로 가는 혈류량 증가

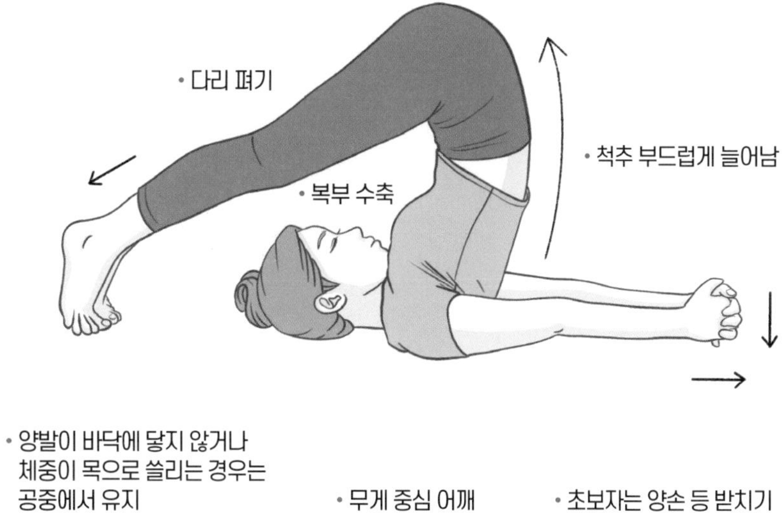

따라 하기

유지 시간
30초

⚠주의
목디스크, 허리디스크
생리 중, 식후

동작이 끝난 후 반드시
사바아사나로 휴식합니다.

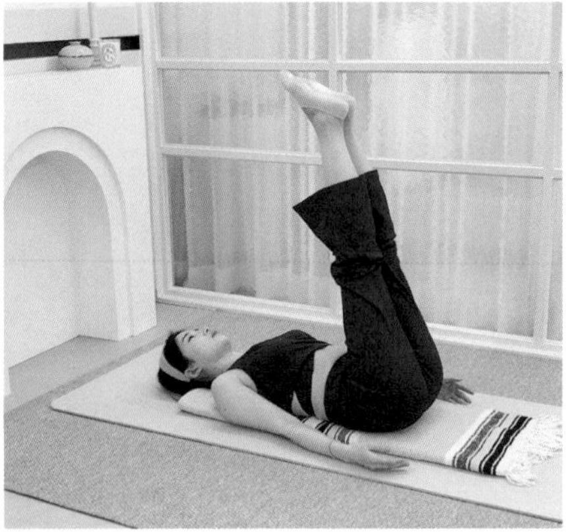

01 두 다리를 하늘로 들어 올립니다.

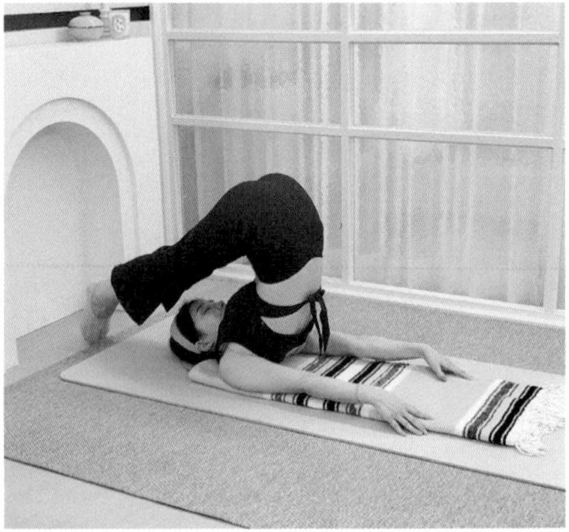

02 복부의 힘이나 반동을 이용해 머리 위로 넘깁니다.

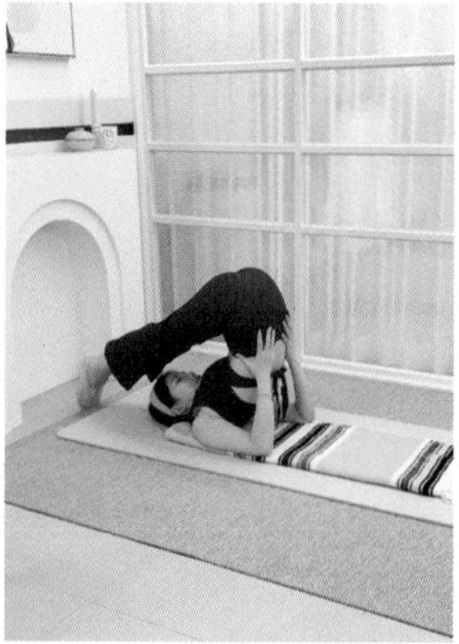
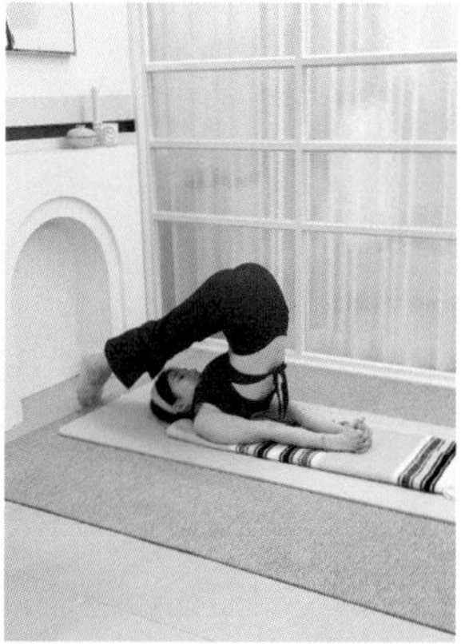
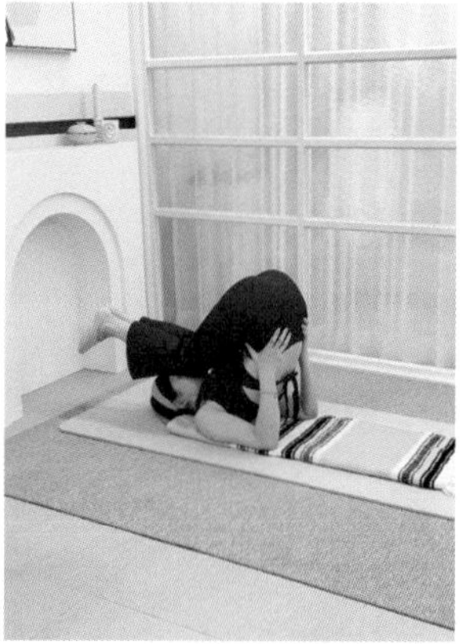

03 가능하면 양손 깍지 껴서 뻗어주고 초보자는 등을 받치고 유지합니다.

04 돌아올 때는 쿵 떨어지지 않도록 복부에 힘을 유지해줍니다. 등을 둥글게 말아 천천히 돌아옵니다.

응용해보세요

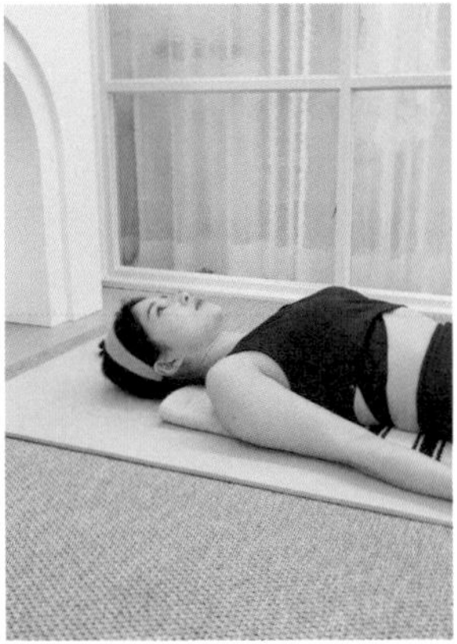

등에 요가담요를 깔아주면 목이 눌리지 않게 자세 유지가 가능합니다.

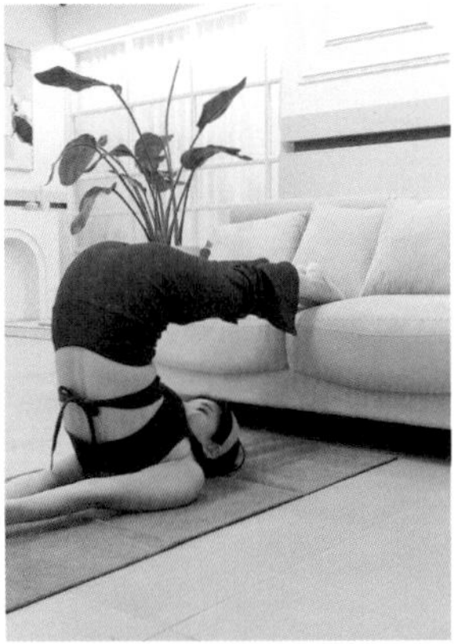

목에 체중이 목으로 쏠린다면 소파를 이용해도 좋습니다.

TIP

Q. 일자목인데 목이 시원하기보다는 아프고 묘한 느낌이 들어요. 꾸준히 하면 나아질까요?

A. 쟁기자세가 주는 혜택들이 많은 건 분명하지만 목이 불편한 경우에는 피해주세요.

Q. 저는 왜 이 자세를 하고 나면 머리가 아플까요?

A. 역 자세에 속하기 때문에 뇌 혈류량이 갑자기 많아지고 혈관에 압력이 가해져 두통이 발생하는 것이 아닐까 추측됩니다. 두통을 유발한다면 피해주세요.

Q. 잘하고 싶은데 잘 안되는 자세에요.

A. 쟁기 자세는 다리 뒷면 유연성 그리고 고관절의 움직임(힙힌지)가 꼭 필요한 동작이에요. 햄스트링 스트레칭을 많이 하면 도움이 됩니다. 그리고 뻣뻣한 아침보다는 저녁에 해주는 게 훨씬 부드러워요.

회식 후! 급찐급빠

피할 수 없다면 즐겨라! 그리고 빼라! 단시간 안에 칼로리를 폭파하는 동작을 진행해보세요. 요가로 살을 뺄 수 없다는 편견은 이제 버려주세요. 두툼한 등살과 출렁이는 뱃살 그리고 물렁물렁한 허벅지와 안쪽 살과 이별하고 싶다면 도움이 되는 시퀀스입니다.

시퀀스 미리보기

한 다리 다운독

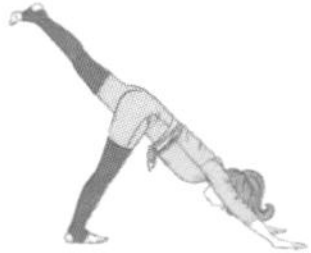

돌고래 자세

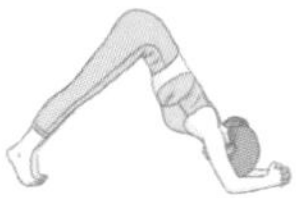

화환 자세

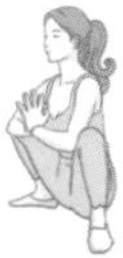

나무꾼 자세

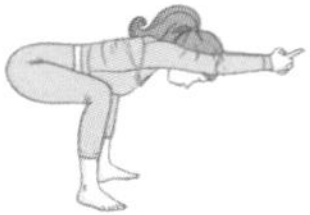

여신 자세

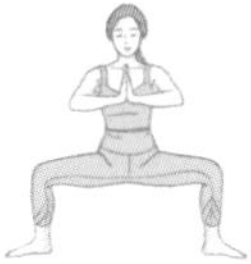

01

한 다리 다운독

One Legged Downward Dog
에카 파다 아도무카스바나아사나

“ 다리 뒷면의 유연성을 늘리고
뻗은 다리의 부종 제거까지
일석이조 자세 ”

난이도 ★★★★

효과

- ☑ 하체 뒷면 스트레칭
- ☑ 어깨 강화
- ☑ 복부 강화

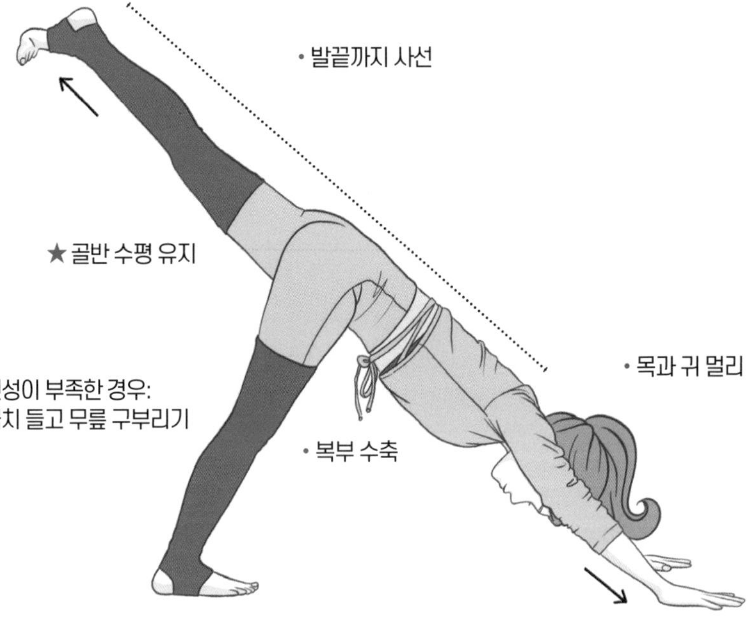

유지 시간
좌, 우 15초

15 SEC

⚠주의
손목

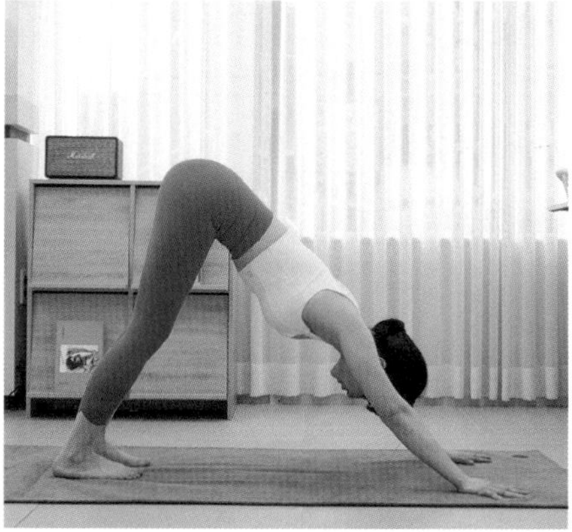

01 다운독 자세를 만들어 줍니다.

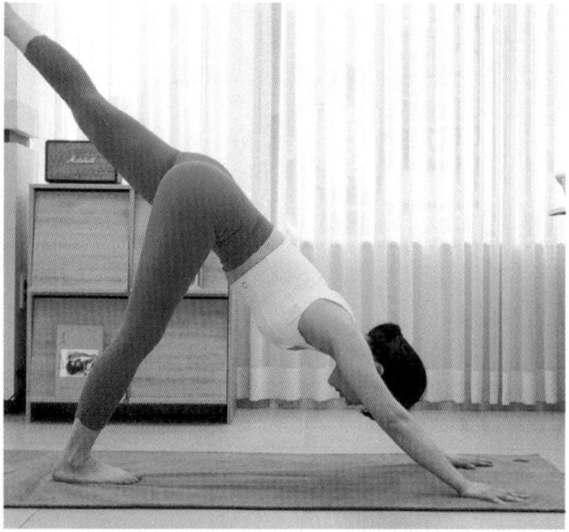

02 한 다리를 사선 천장으로 길게 뻗어줍니다.

응용해보세요

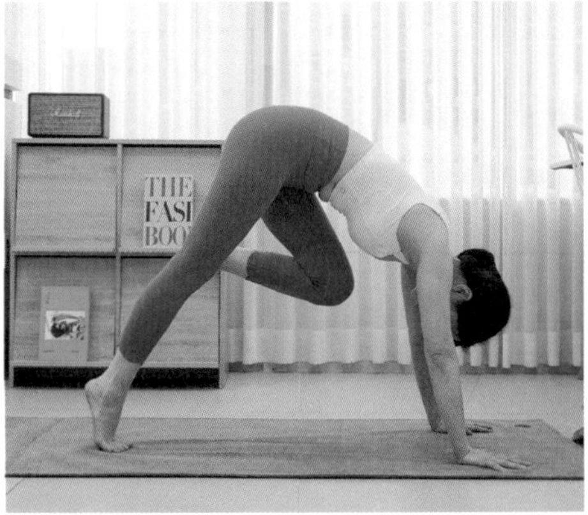

더 큰 운동 효과를 원한다면 등을 둥글게 말고 이마와 무릎이 만납니다. 5~10회 반복

TIP

Q. 골반이 자꾸 열려요.

A. 버티는 다리의 햄스트링 유연성이 부족한 경우 그럴 수 있어요. 최대한 골반 수평을 유지해주면 좋아요.

Q. 뒤꿈치가 바닥에 닿지 않아요.

A. 무릎을 구부리고 뒤꿈치를 들고 유지해주세요.

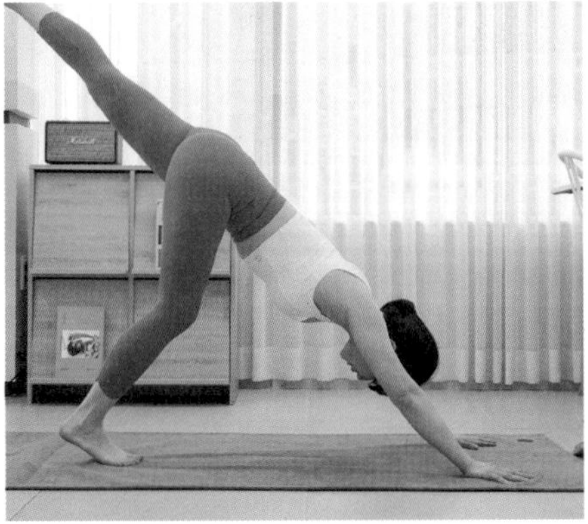

02

돌고래 자세

Dolphin Pose
아르다 핀차 마유라아사나

"탄탄한 어깨와 등 근육 강화,
칼로리 소모까지
다이어트에 딱인 동작"

난이도 ★★★★

효과

- ☑ 어깨, 등 근육 강화
- ☑ 코어 강화
- ☑ 자세 교정

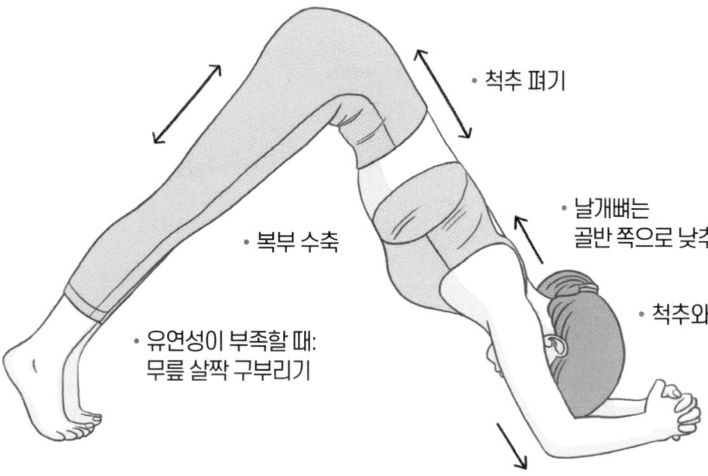

따라 하기

유지 시간
30초

30
SEC

⚠주의
어깨 질환
허리디스크

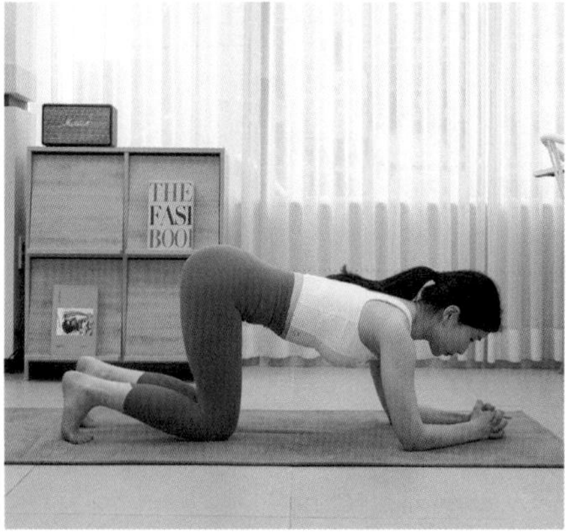

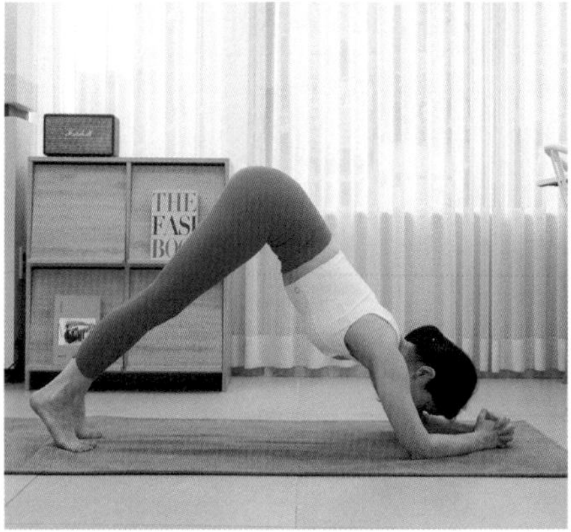

01 테이블 자세에서 양손을 깍지 끼우고 삼각형 모양을 만듭니다.

02 엉덩이를 들어 몸을 산 모양 만들어 줍니다.

응용해보세요

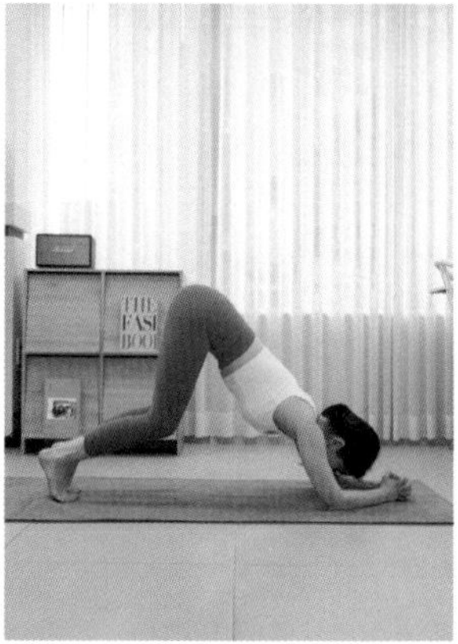

유연성이 부족하다면 무릎을 살짝 구부려 유지합니다.

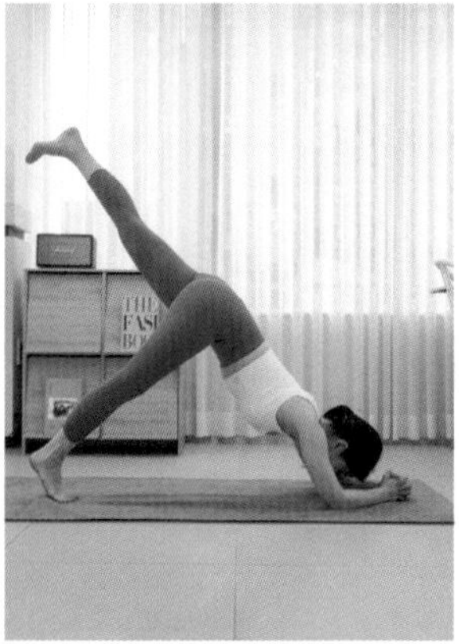

한 다리씩 쭉 뻗어봅니다.

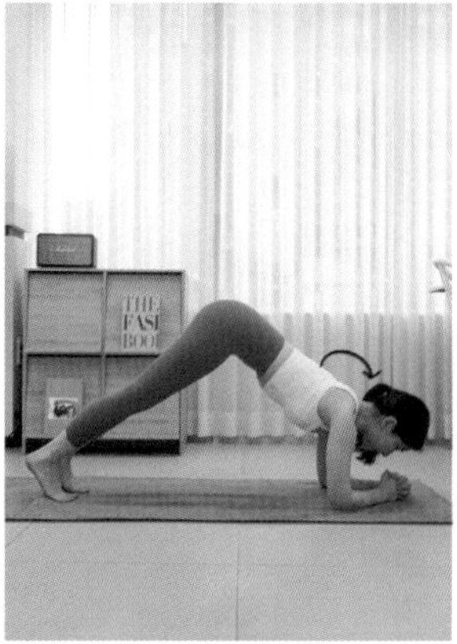

체중을 앞으로 이동해 어깨와 팔의 근력을 더 길러봅니다.
5~10회 반복

TIP

Q. 발뒤꿈치를 바닥에 붙이고 싶어요.

A. 팔꿈치가 바닥에 있기 때문에 아주 유연해야 가능해요. 뒤꿈치 붙이는 연습은 다운독 자세에서 해보세요.

Q. 허리가 안 좋은데 괜찮을까요?

A. 다리 뒷면의 유연성이 부족하면 허리 뒤쪽이 뻐근할 수 있어요. 해보고 통증이 발생하면 아쉽지만, 중단하는 것이 좋아요.

Q. 오래 연습했지만 무릎을 쭉 펴는 것이 잘 안되네요. 어떻게 하면 될까요?

A. 이 자세보다 쉽게 할 수 있는 햄스트링 동작들로 먼저 유연성을 확보해주세요.

03

화환 자세

Yogi Squat
말라아사나

" 요기스쿼트라 불리며
고관절이 엄청나게 시원해져서
개인적으로도 좋아하는 동작 "

난이도 ★★

효과

- ☑ 고관절 유연성 향상
- ☑ 엉덩이 근력 강화
- ☑ 발목 유연성 및 강화

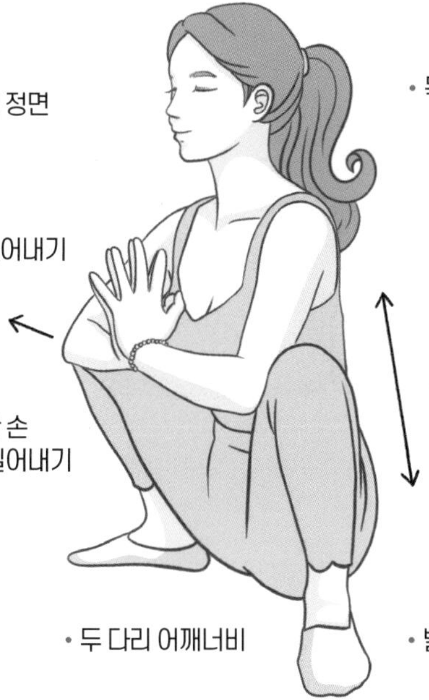

★ 유연성이 부족해 힘든 경우
뒤꿈치에 담요 받치거나
엉덩이 아래에 요가블록 놓아주세요.

따라 하기

유지 시간
30초

30 SEC

⚠주의
무릎, 발목 관절 질환

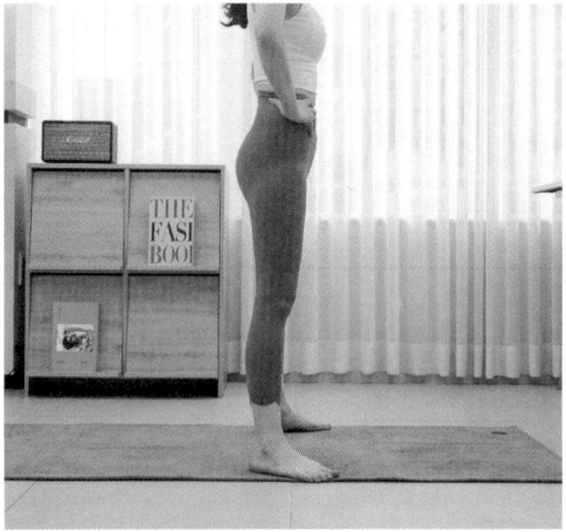

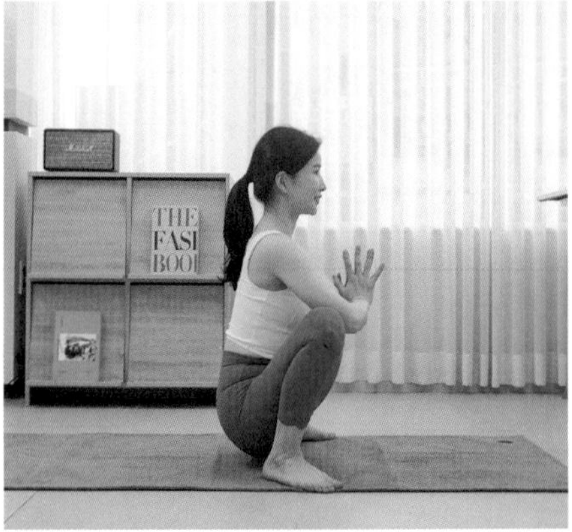

01 양다리는 매트 너비로 벌리고 발끝은 45° 오픈 합니다.

02 엉덩이를 바닥 가까이 낮춰 앉고 양손은 가슴 앞에서 합장합니다.

응용해보세요

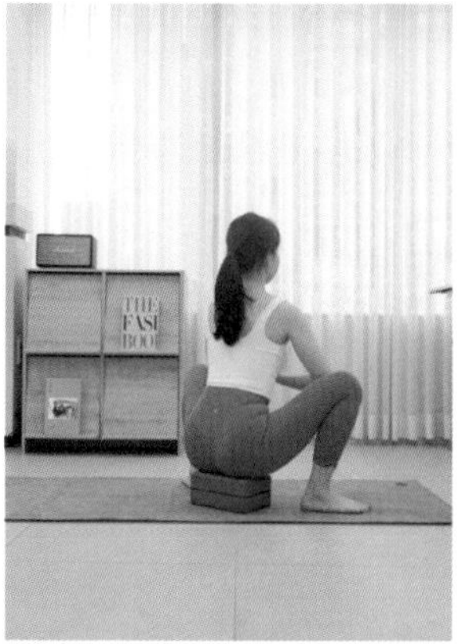

유연성이 부족한 경우 엉덩이 아래에 요가블록을 깔고 앉습니다.

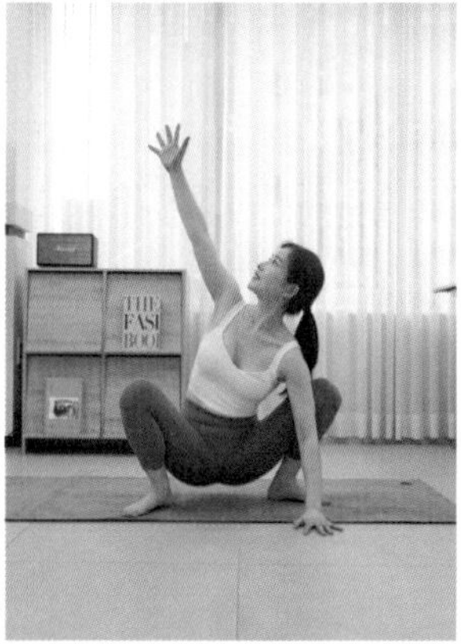

한 손은 바닥을 짚고 한 손은 멀리 뻗어봅니다.

TIP

Q. 무릎 관절이 약한 사람에게도 괜찮은가요?

A. 쪼그려 앉는 자세는 무릎이 약하면 안 하는 것이 좋습니다.

Q. 뒤로 넘어지지 않으려면 배에 힘을 줘야 할까요?

A. 발목 유연성이 부족하면 뒤로 넘어가려고 할 수 있어요. 뒤꿈치 들고 유지하거나 담요를 받쳐주세요. 그리고 아킬레스건 스트레칭(p. 218 참고)을 연습해 주면 점점 중심 잡기 수월해질 거예요.

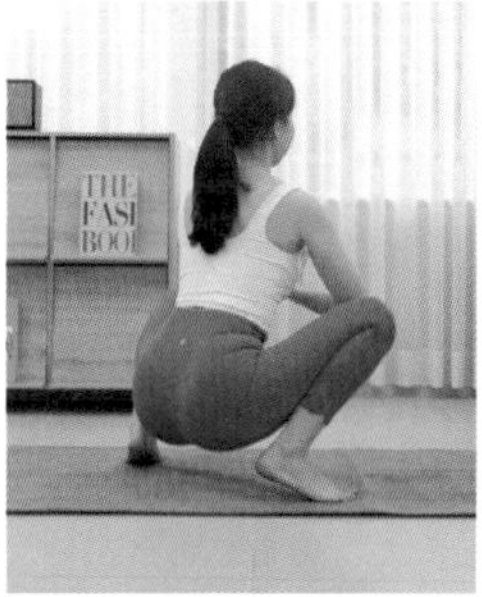

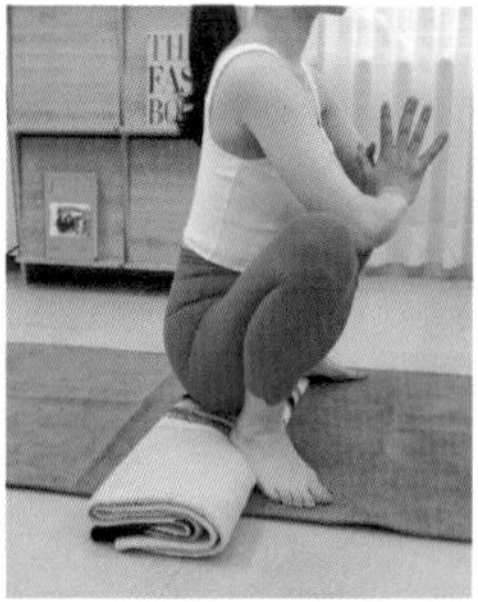

04

나무꾼 자세

Woodchopper Pose

" 탄탄한 허벅지 안쪽을 만드는 최고의 자세 "

난이도 ★★★

효과

- ☑ 허벅지 안쪽 강화
- ☑ 척추 강화
- ☑ 복부 강화

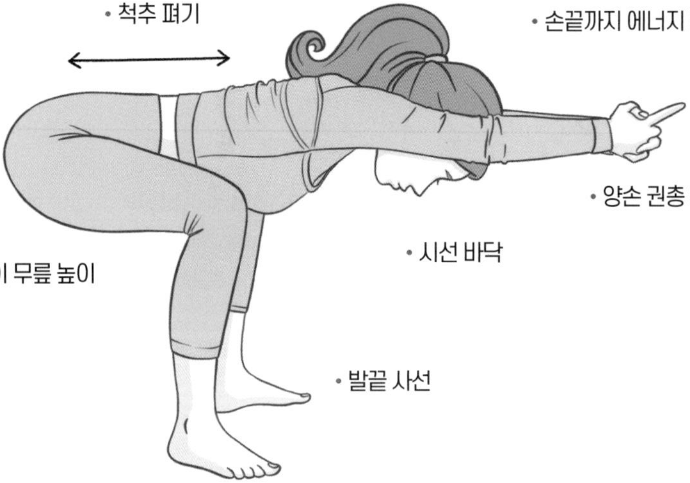

따라 하기

유지 시간
30초

⚠주의
무릎, 발목 관절 질환

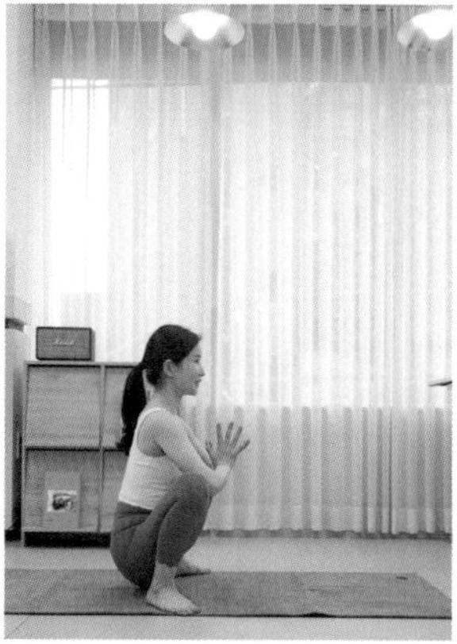

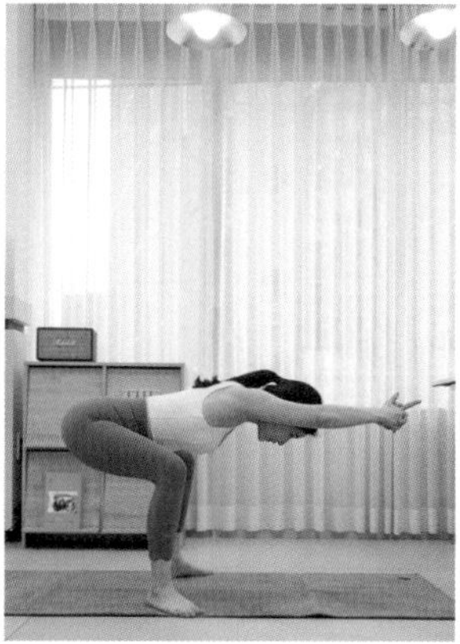

01 화환 자세(p.145 참고)에서 시작합니다.

02 양손은 권총 깍지 내쉬는 숨에 엉덩이 무릎 높이로 들고 손은 귀 옆으로 쭉 뻗어줍니다.

응용해보세요

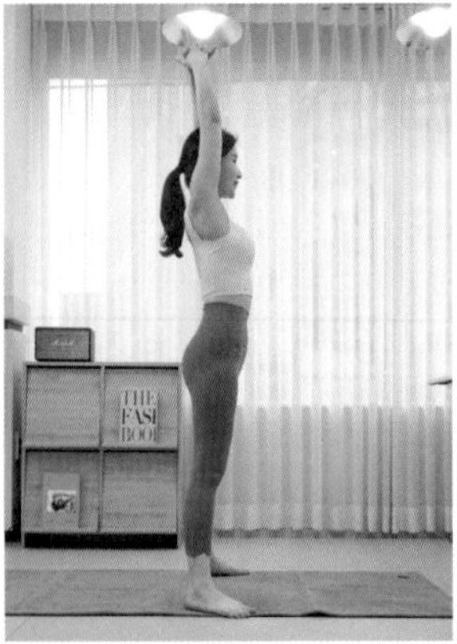

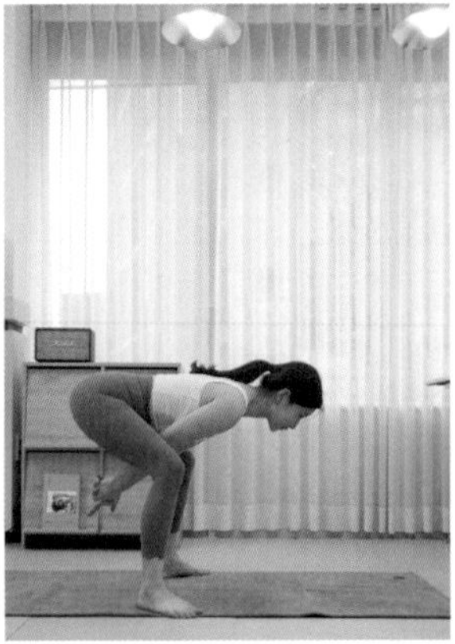

마시는 숨에 머리 위로 손을 뻗고 내쉬는 숨에 골반을 낮추어 줍니다. 이때 팔은 뒤쪽으로 보냅니다. 10회x3세트

05

여신 자세

Goddess Pose
우카타 코나아사나

" 일주일만 해도 덜렁거리는 허벅지 살과 안녕! 날씬한 허벅지와 예쁜 다리를 만드는 동작 "

난이도 ★★★

효과

- ☑ 하체 근력 강화
- ☑ 하복부, 골반 강화
- ☑ 하체 혈액 순환

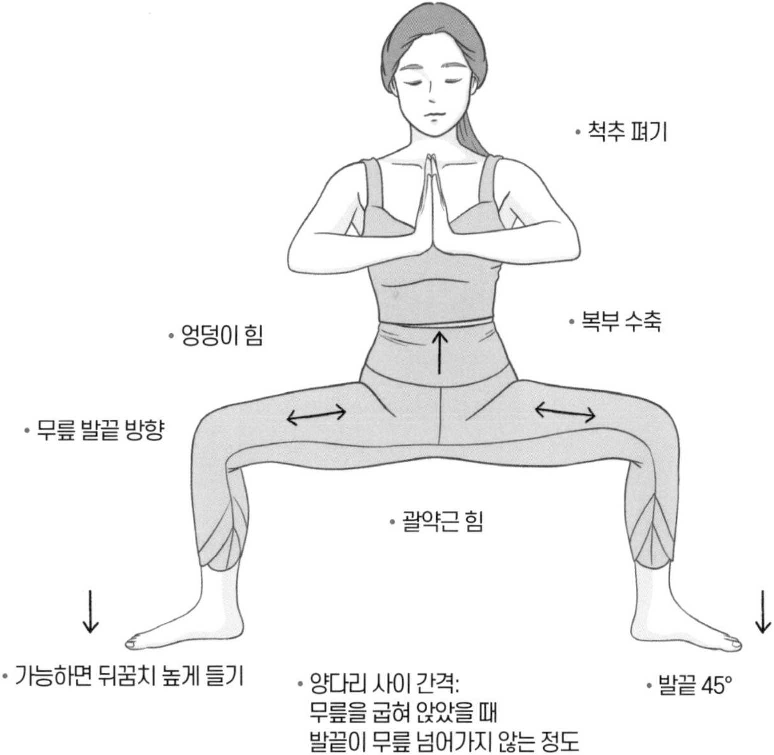

따라 하기

유지 시간
30초

30 SEC

⚠주의
무릎 질환

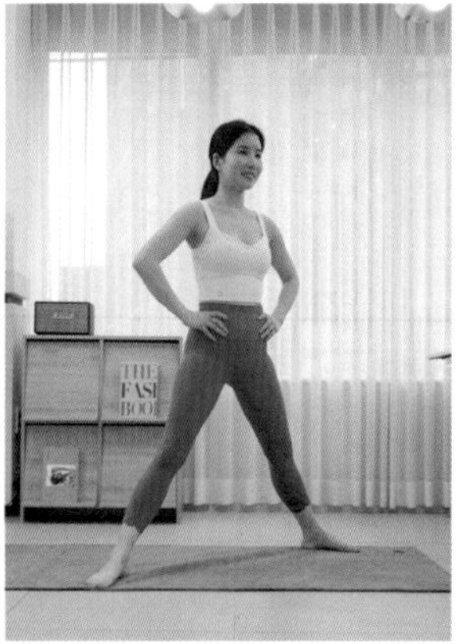

01 양다리는 어깨너비 2배로 열고 발끝은 45° 열어줍니다.

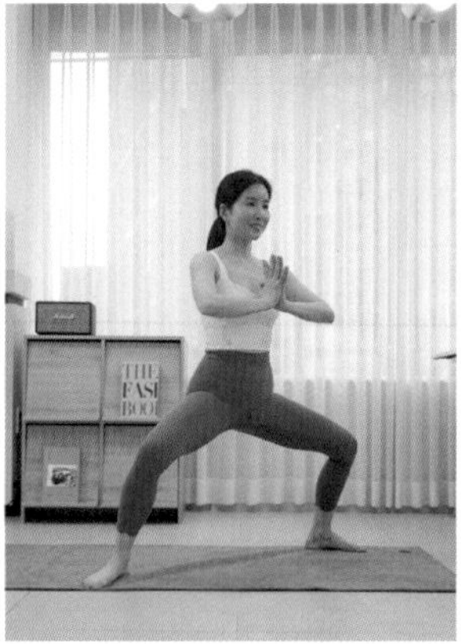

02 엉덩이를 무릎 높이까지 낮추어 줍니다.

응용해보세요

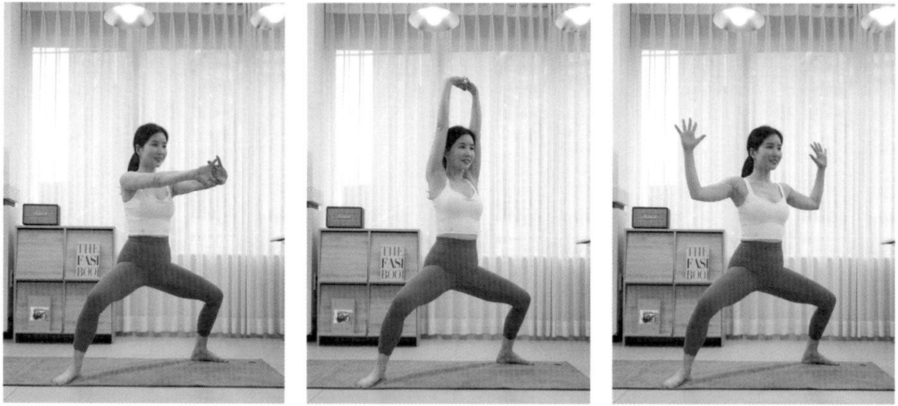

다양하게 손 모양을 변형해 자세 유지 시간을 늘려봅니다.

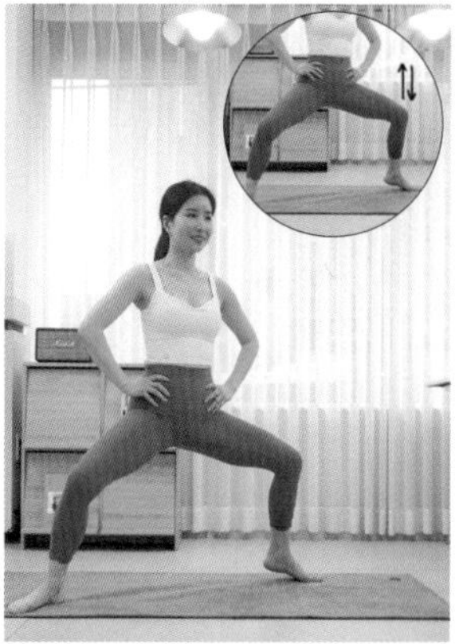

발뒤꿈치를 살짝 들고 위아래로 가볍게 바운스 합니다. 좌, 우 30회

TIP

Q. 임산부도 해도 되나요?

A. 임산부에게도 하체의 근력을 강화하는 데 아주 도움이 되는 자세입니다.

Q. 무릎이 아파요.

A. 발목을 넘지 않도록 주의하고 무릎 방향은 발끝 쪽으로 보내주세요. 또는 무릎이 아프기 전까지만 자세를 내려주세요.

앉아서 하는 업무

장시간 앉아 있으면서 굳어진 척추와 고관절을 풀어주고 약해진 하체를 강화하는 동작으로 구성되어 있습니다. 골반과 척추의 균형을 잡아주고 움직임에서 자유를 얻을 수 있습니다. 엉덩이 주변에 쌓인 미운 군살을 정리해주는 효과도 얻을 수 있어요.

시퀀스 미리보기

다리 벌려 상체 숙이기

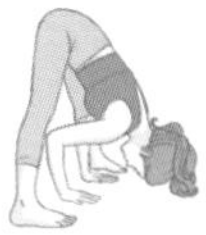

하이 런지

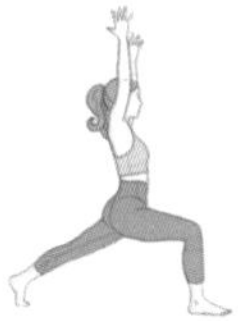

하이 런지 트위스트

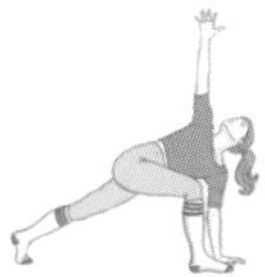

측각도 자세

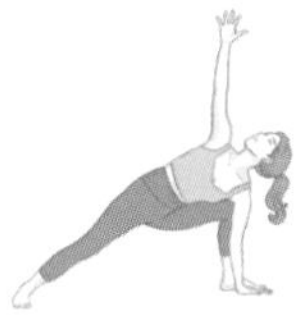

삼각 자세

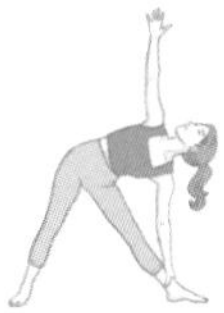

반달 자세

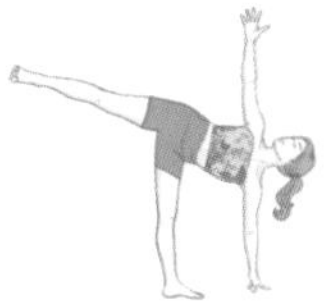

01

다리 벌려 상체 숙이기

Wide Angle Forward Bend
프라사리타 파도타나아사나

“ 척추를 중력 방향으로 편안하게 늘리면서 가장 쉽게 역 자세의 효과를 얻을 수 있는 동작 ”

난이도 ★★

효과

- ☑ 하체 유연성 향상
- ☑ 척추 이완
- ☑ 피부 리프팅

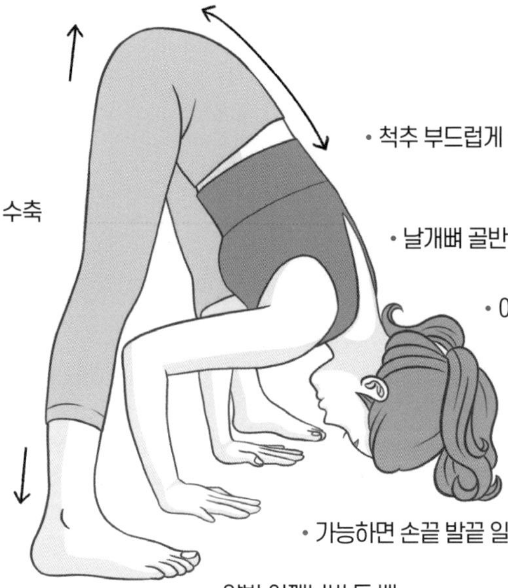

유지 시간
30초

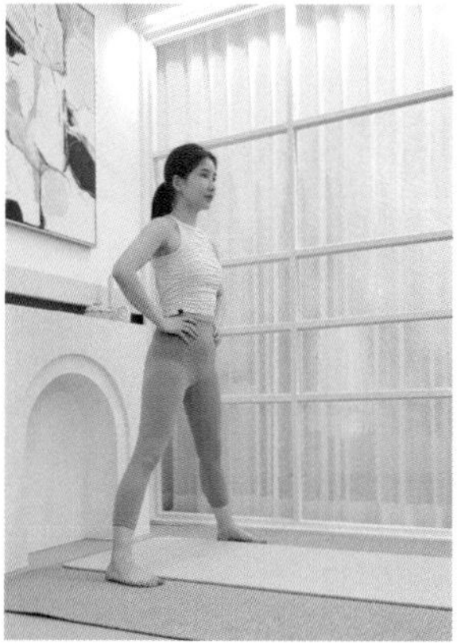

01 양다리를 어깨너비 2배 열고 발날 11자 만들어줍니다.

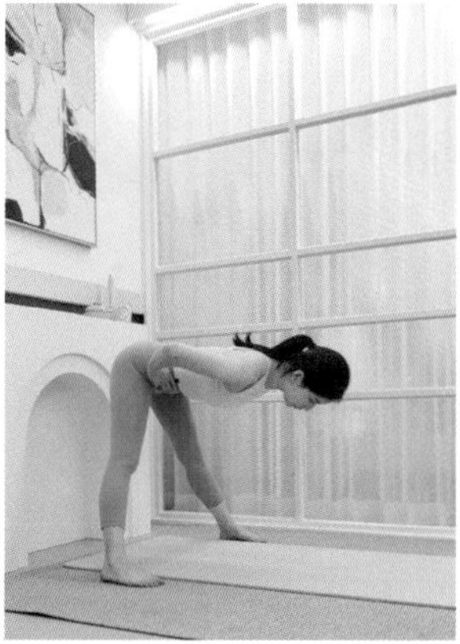

02 골반에서 반 접어 내려가 상체를 펴고 준비합니다.

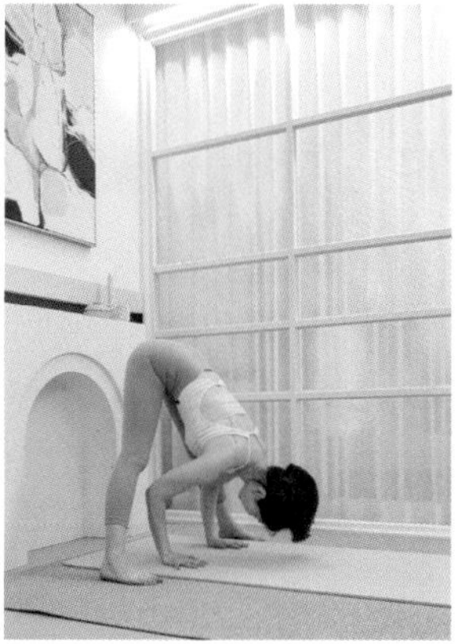

03 내쉬는 숨에 상체 숙여줍니다. 가능하면 양손 발 사이에 둡니다.

응용해보세요

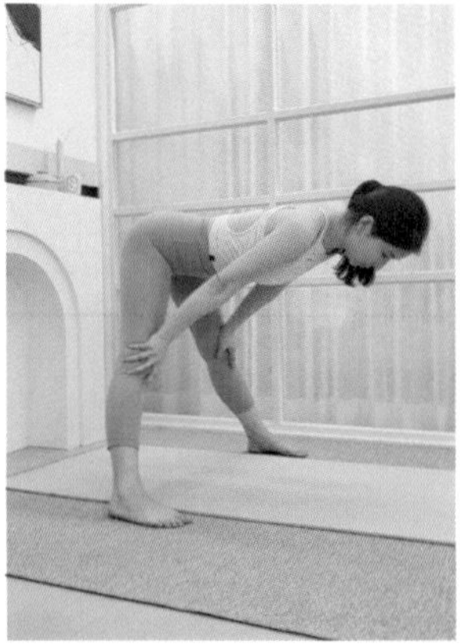

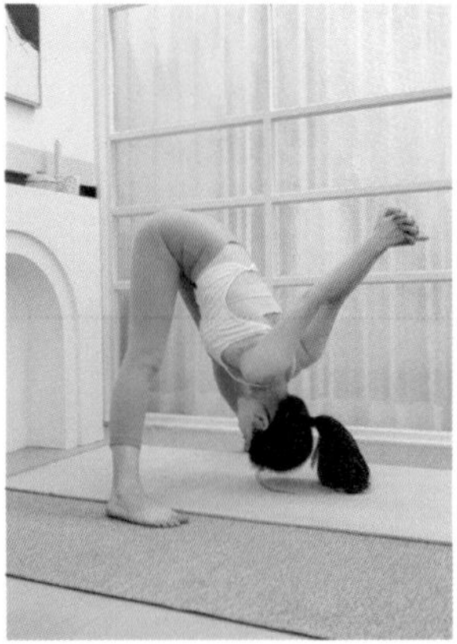

힘들 땐 무릎을 짚고 상체 반만 세워 유지합니다.

어깨의 유연성이 허락된다면 등 뒤에서 깍지 껴서 전굴합니다.

TIP

Q. 손이 바닥에 닿지 않아요.

A. 유연성이 부족해 동작이 힘들 땐 요가블록을 사용해주세요.

Q. 이 자세를 하고 나면 허리가 아파요.

A. 서 있는 상태에서 몸통을 구부리는 경우 대략 40°의 요추굴곡과 70°의 고관절 굴곡이 일어나야 해요. 고관절이 앞으로 잘 숙여지지 않는다면 요추에서 더 많은 각도가 필요하기 때문에, 허리에 부담이 갈 수 있어요. 요가블록을 사용해 상체를 조금만 숙여주세요.

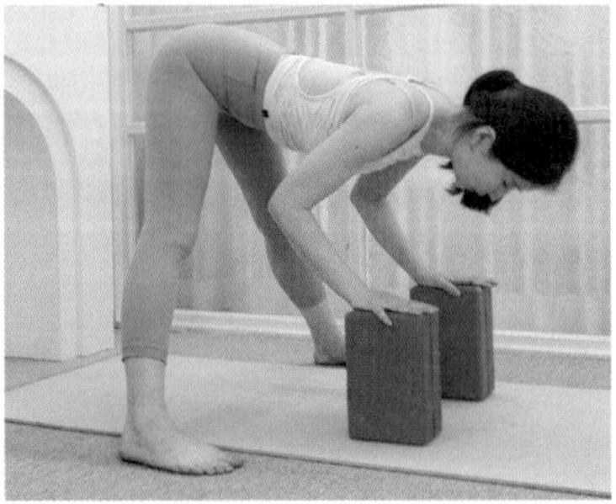

02

하이 런지

High Lunge Pose

" 하체를 탄력 있게 가꾸어 주고 균형감도 기를 수 있어서 오래 앉아 생활하는 사람들에게 강력 추천 "

난이도 ★★

효과

- ☑ 발목, 무릎, 허벅지 강화
- ☑ 뒷다리 유연성 향상
- ☑ 복부 강화

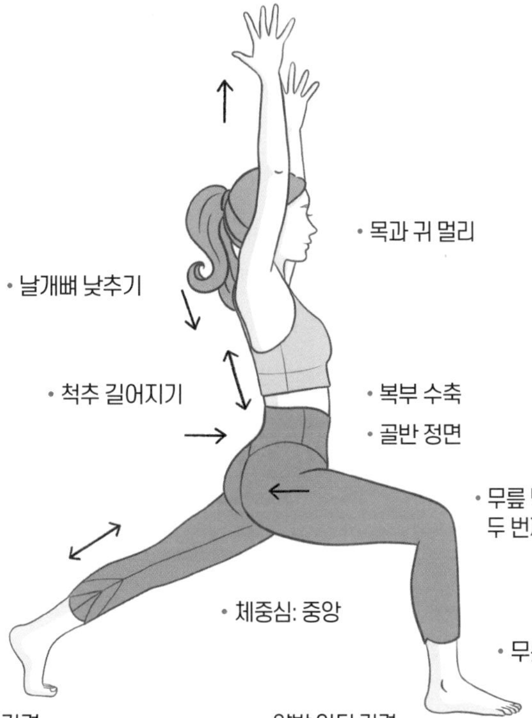

따라 하기

유지 시간
30초

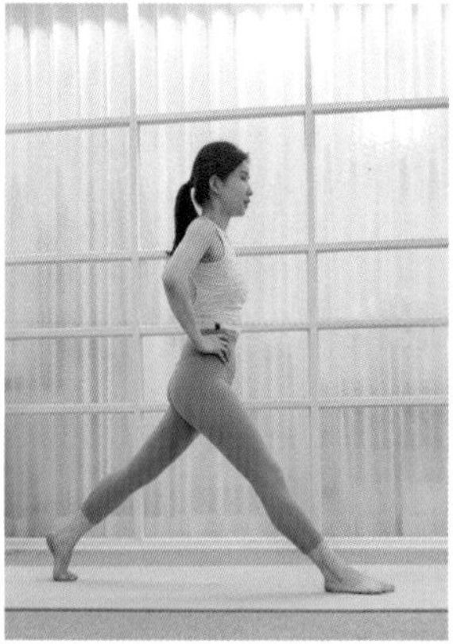

01 양다리를 앞뒤로 어깨너비 2배 열고 뒷발은 뒤꿈치를 들고 준비합니다.

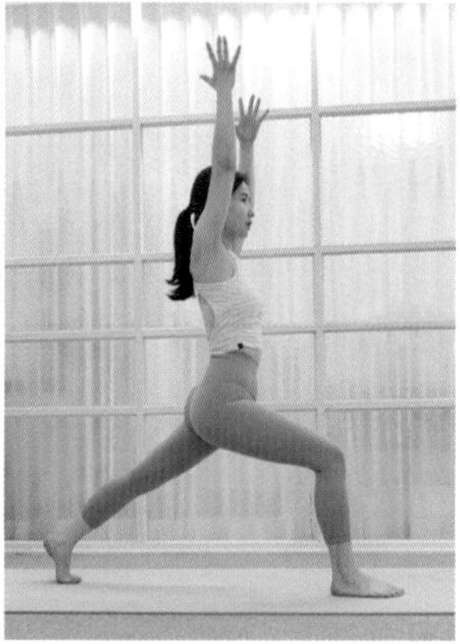

02 오른 다리 무릎을 구부려 주고 양손은 하늘로 뻗고 유지합니다.

응용해보세요

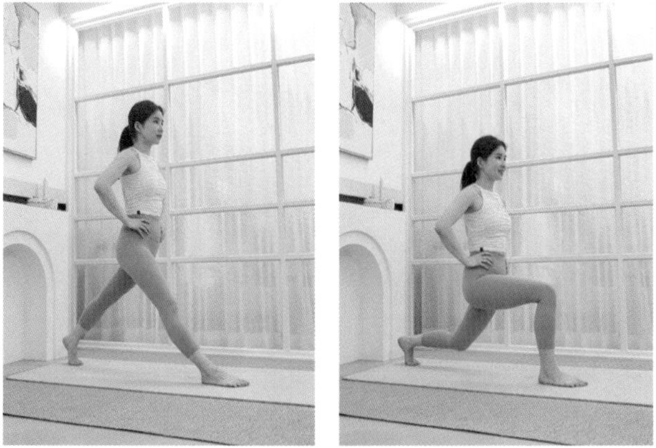

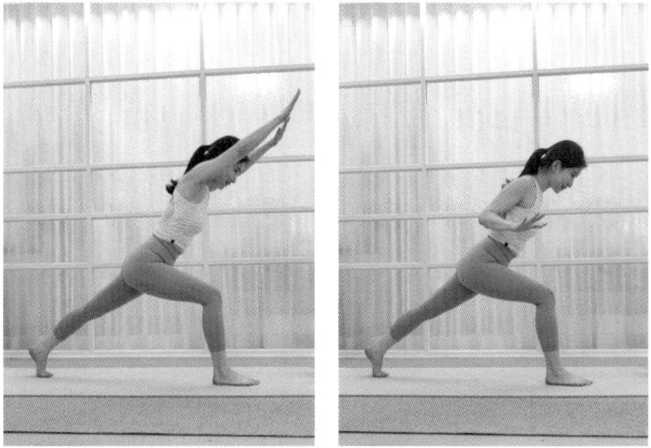

01 하체 근육 기르기: 뒷다리 무릎을 바닥에 닿을 듯 구부렸다 펴줍니다. 10회x3세트

02 등 근육 기르기: 상체를 45° 기울이고 팔을 멀리 뻗었다 등 뒤에서 W 모양을 만들어 줍니다. 10회x3세트

03

하이 런지 트위스트

Revoled High Lunge Pose

“하체 힘을 기르는 동시에
개미허리를 만드는 동작”

난이도 ★★★

효과

- ☑ 복부와 옆구리를 자극
- ☑ 소화 기능을 향상
- ☑ 하체 근력 강화

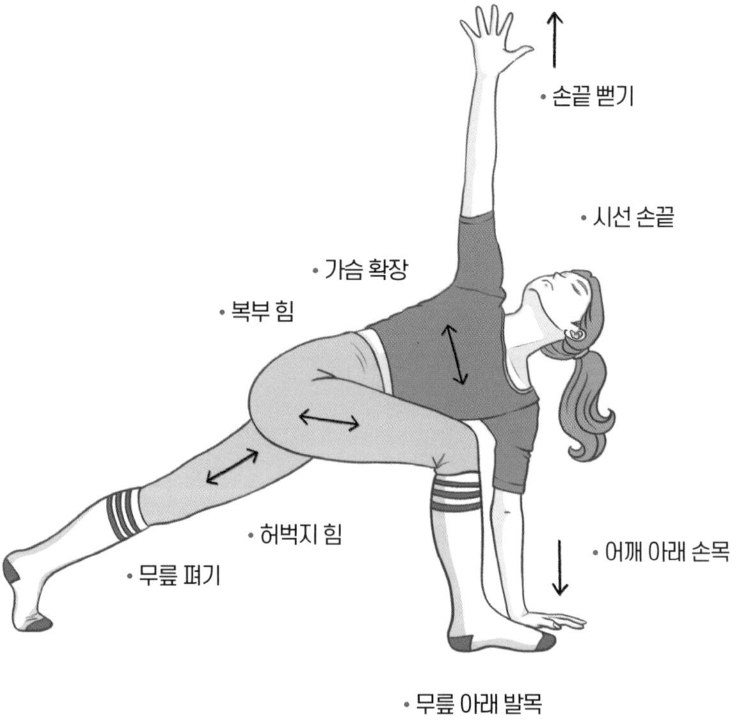

따라 하기

유지 시간
30초

30 SEC

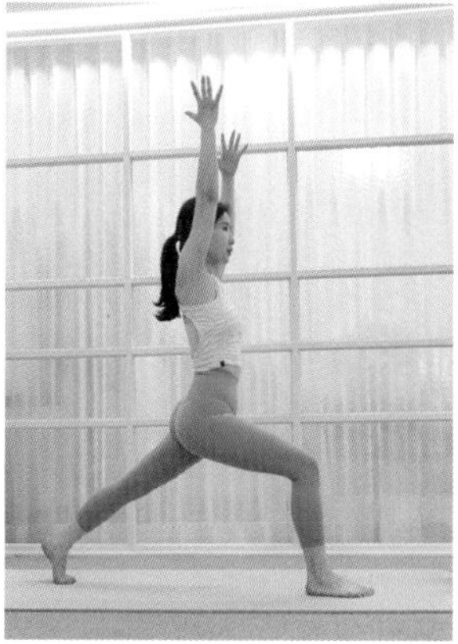

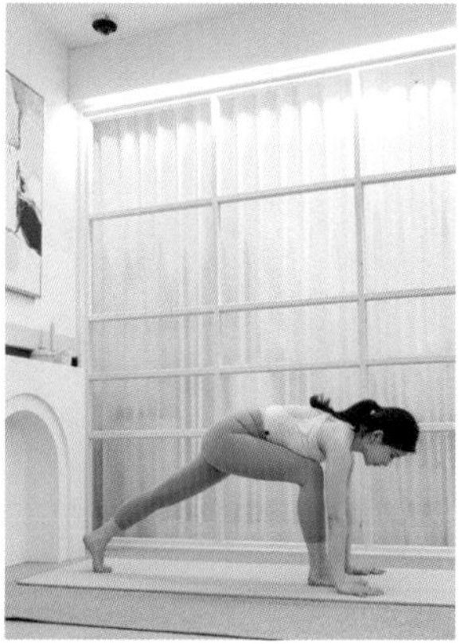

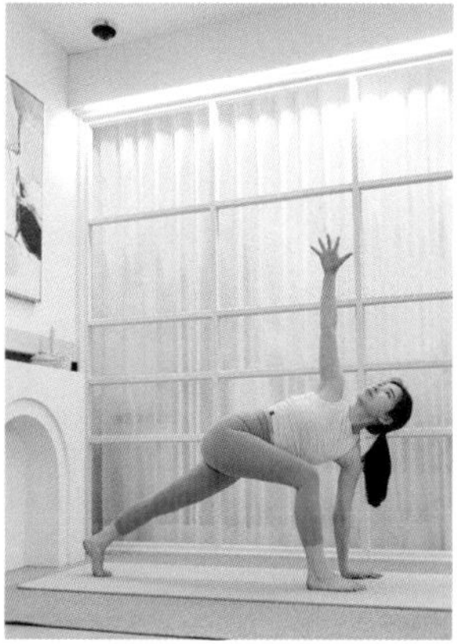

01 하이 런지(p.159 참고)에서 시작합니다.

02 양손 앞쪽 바닥을 짚어 줍니다.

03 내쉬는 숨에 오른손을 하늘로 뻗어줍니다.

응용해보세요

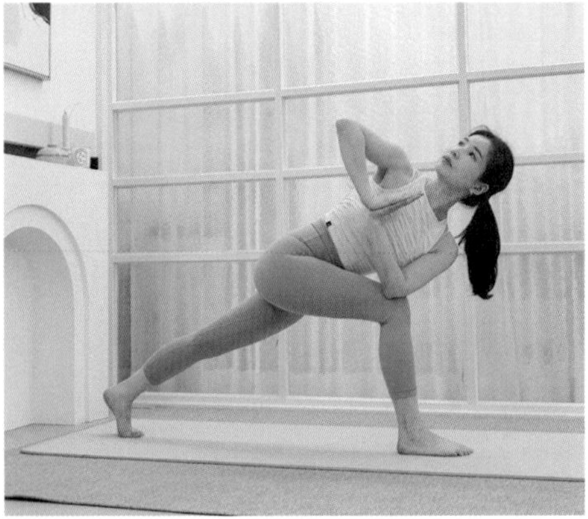

양손을 합장한 후, 오른 무릎 바깥쪽에 올려놓습니다. 몸이 많이 흔들리지만 균형 감각을 발휘해봅니다.

TIP

Q. 뒤로 뻗은 발은 항상 쭉 펴야 하나요?

A. 힘들 땐 살짝 구부리셔도 좋으나 허벅지 앞쪽 강화를 원한다면 쭉 펴주세요.

04

측각도 자세

Extended Side Angle Pose
우티타 파르스바코나아사나

“발목과 허벅지가 튼튼해지는 자세. 가슴을 활짝 열고 깊게 호흡해보세요.”

난이도 ★★★

효과

- ☑ 발목, 무릎, 허벅지 강화
- ☑ 복부, 옆구리 강화
- ☑ 고관절 유연성 향상

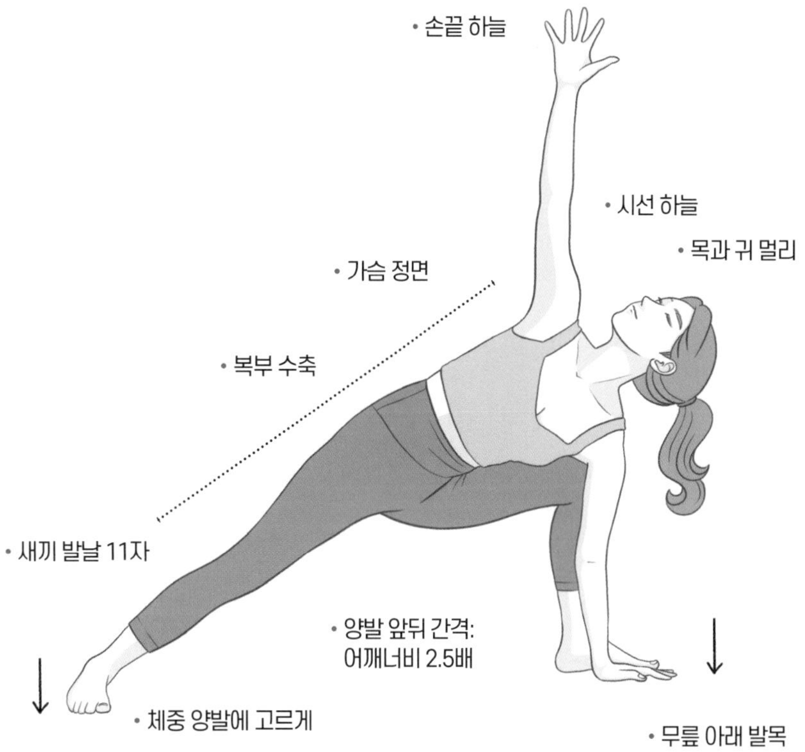

따라 하기

유지 시간
30초

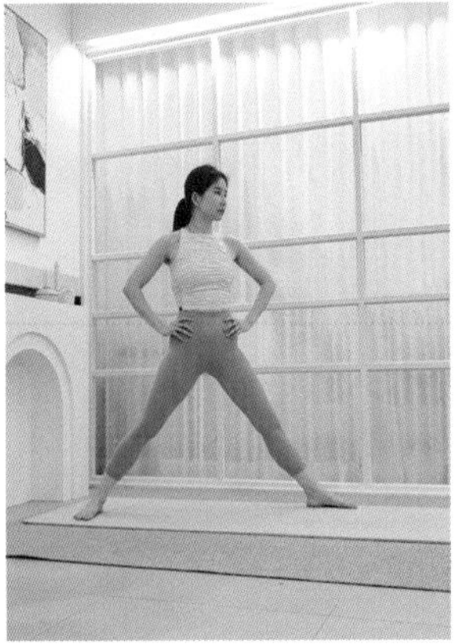

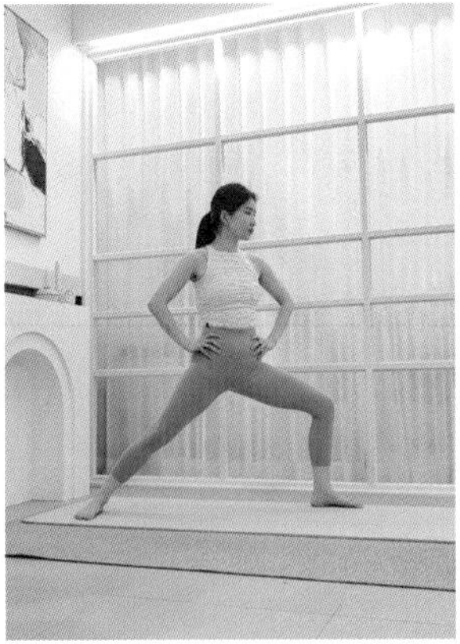

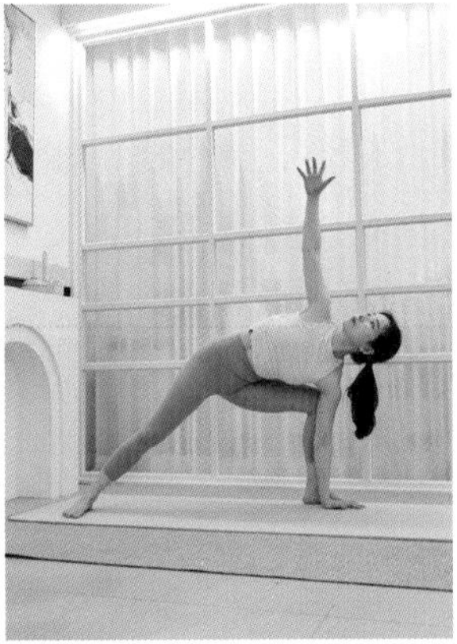

01 양발을 어깨너비 2.5배로 벌려주고 오른발은 정면을 바라봅니다.

02 오른 무릎은 구부려 준비합니다.

03 오른손은 발 앞쪽을 짚어주고 왼손은 하늘로 뻗어줍니다.

응용해보세요

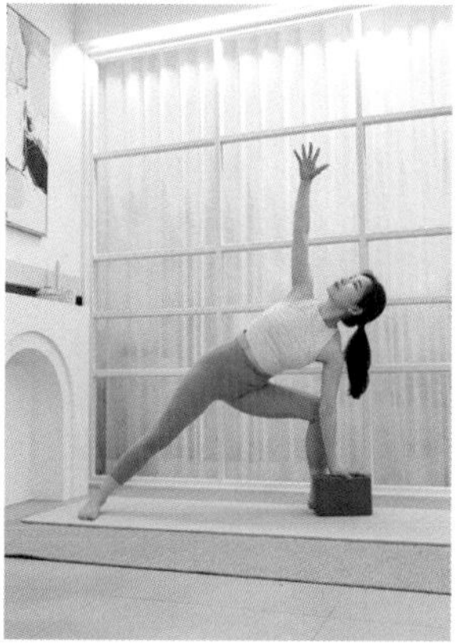

유연성이 부족한 경우 요가블록을 사용합니다.

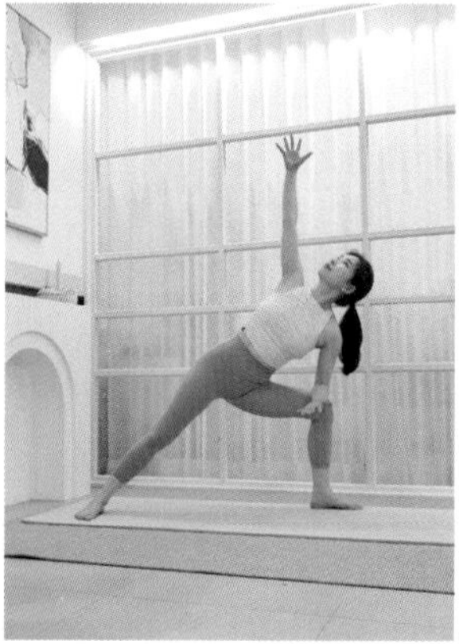

초보자는 무릎 위에 팔꿈치를 올려놓습니다.

05

삼각 자세

Triangle Pose
우티타 트리코나아사나

" 전신을 시원하게
쭉쭉 늘려주는 동작 "

난이도 ★★★

효과

- ☑ 고관절 유연성 향상
- ☑ 다리 뒷면 스트레칭
- ☑ 옆구리 스트레칭

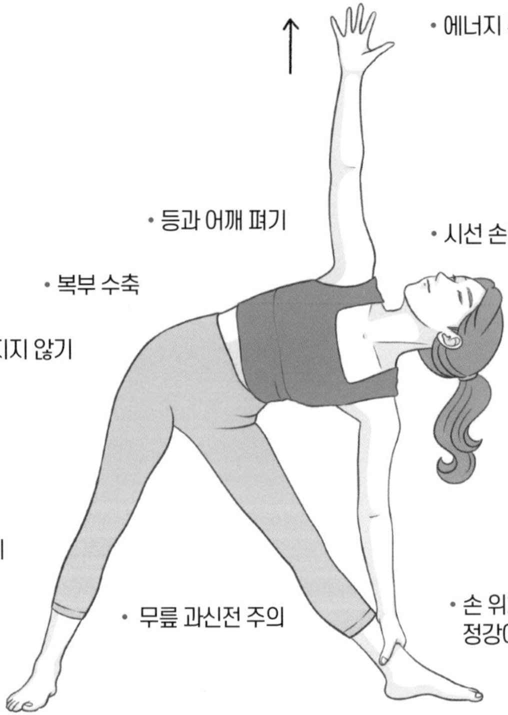

따라 하기

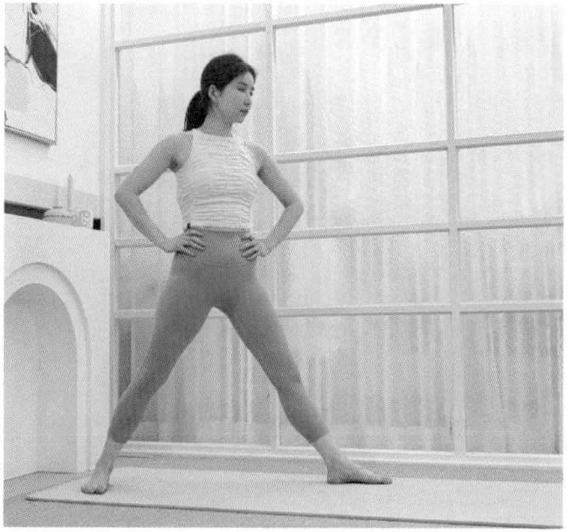

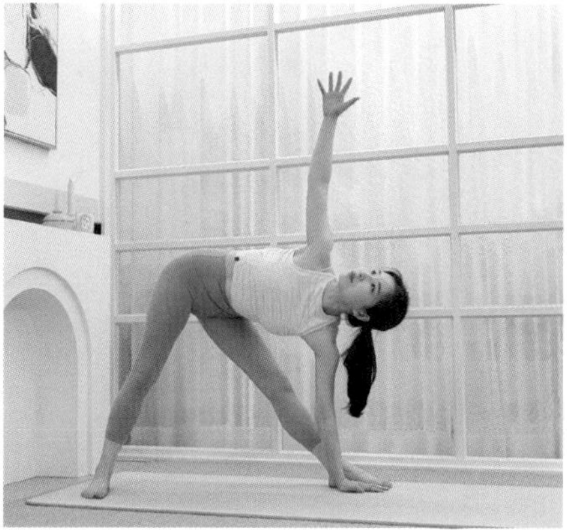

01 양발을 어깨너비 2배로 벌리고 오른발은 정면을 바라봅니다.

02 내쉬는 숨에 손을 정강이나 발목, 바닥을 짚어줍니다. 왼손은 천장 향해 뻗습니다.

유지 시간
30초

30 SEC

⚠주의
무릎 질환

응용해보세요

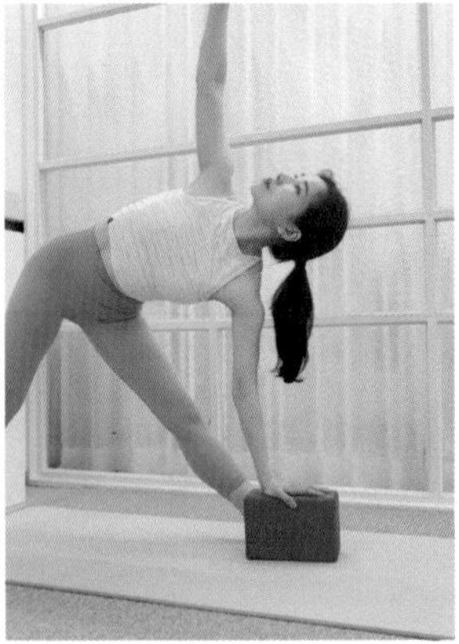

유연성이 부족한 경우 요가블록을 사용합니다.

TIP

Q. 앞 다리 무릎에 통증이 있어요.

A. 체중을 양다리에 고르게 분산시켜주세요. 무릎이 과하게 펴지지 않도록 특히 신경 써주세요.

06

반달 자세

Half Moon Pose
아르다 찬드라아사나

"보름달이 될 때까지 차분하게 에너지를 채우는 반달을 상상하며 집중력을 발휘해보세요."

난이도 ★★

효과

- ☑ 다리, 발목 근력 강화
- ☑ 코어 강화
- ☑ 균형 감각, 집중력 향상

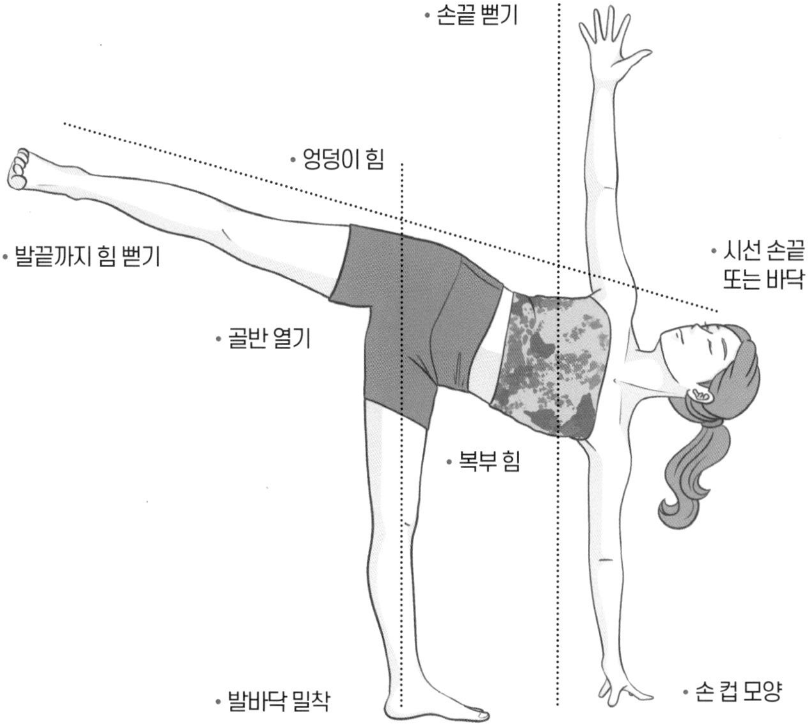

따라 하기

유지 시간
15초

15
SEC

⚠주의
무릎 질환

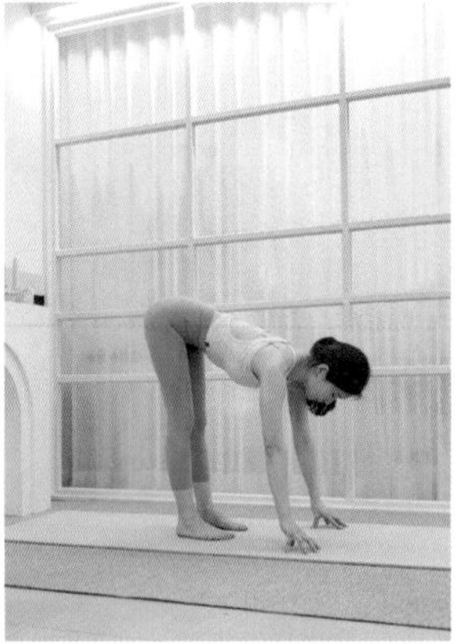

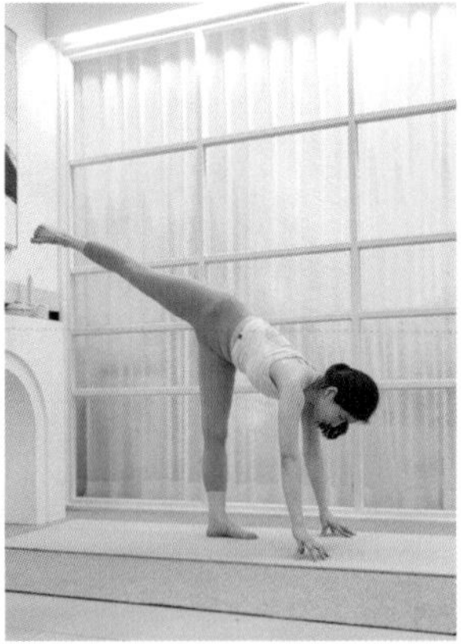

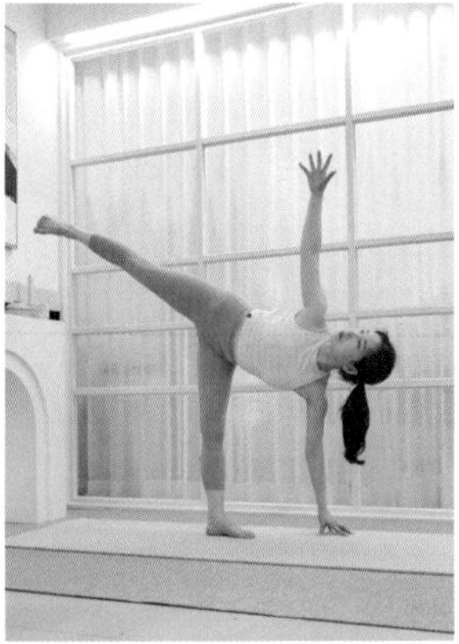

01 두발 모은 상태에서 양손은 발의 30cm 바깥쪽을 짚어줍니다.

02 오른발을 뒤로 뻗어 준비합니다.

03 가슴과 골반이 측면을 향하도록 열어줍니다. 가능하면 시선 천장을 향합니다.

응용해보세요

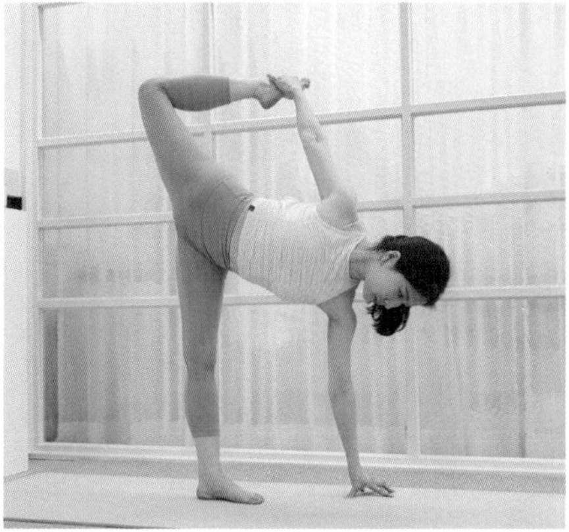

사탕수수 자세: 들어 올린 발을 잡고 발등을 멀리 밀어냅니다.

TIP

Q. 몸이 잘 펴지지 않아요.

A. 무릎을 구부려 주거나 손 아래에 요가블록을 짚어서 부족한 유연성을 채워주세요.

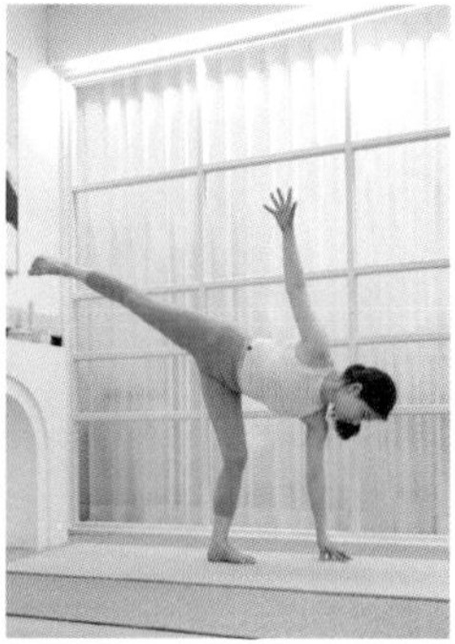

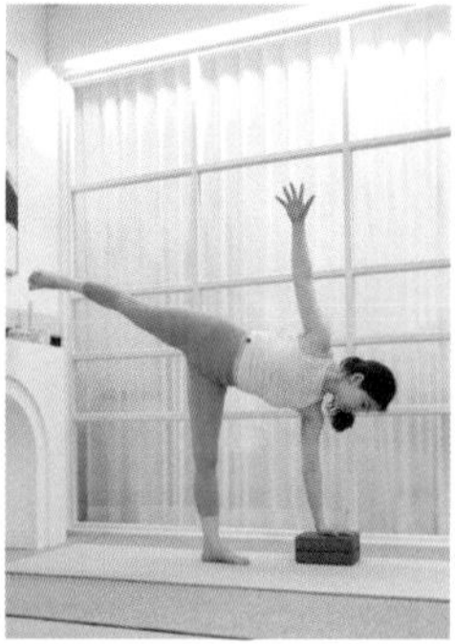

서서 하는 업무

장시간 서 있는 경우 하체에 림프액과 수분이 쌓여 부종이 심해지고 다리 저림 증상도 일어납니다. 집에 오면 발목에 양말 자국이 깊게 새겨지는 분들은 꾸준히 해보세요. 따뜻하게 목욕을 한 후라면 효과는 2배가 됩니다. 림프 순환으로 매끈한 다리 라인을 가질 수 있습니다.

시퀀스 미리보기

누운 반 영웅 자세

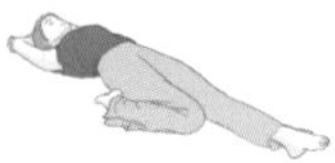

누워서 다리 당기기

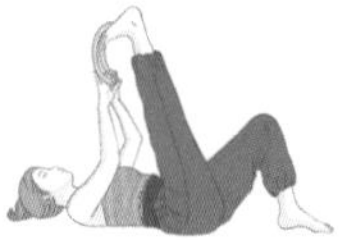

4자 다리 당기기

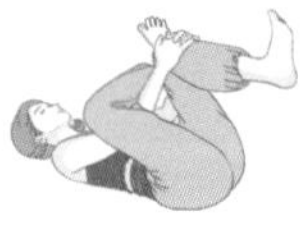

행복한 아기 자세

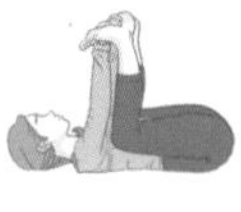

L자 다리 만들기

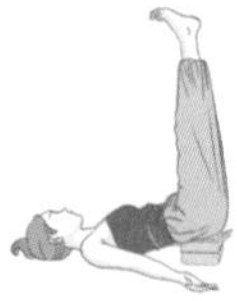

01

누운 반 영웅 자세

Half Reclining Hero Pose
아르다 숩다 비라아사나

" 하체의 쌓인 피로를 푸는데 좋은 동작 "

난이도 ★★

효과

- ☑ 허벅지 앞면 스트레칭
- ☑ 발목 유연성 향상
- ☑ 다리 부종 완화

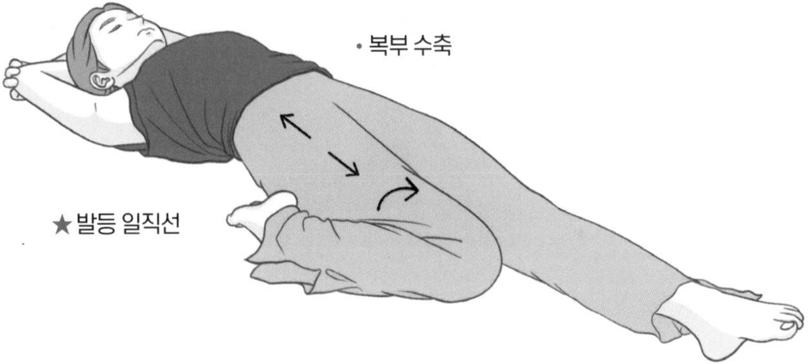

따라 하기

유지 시간
15초

15 SEC

⚠주의
발목, 무릎 질환

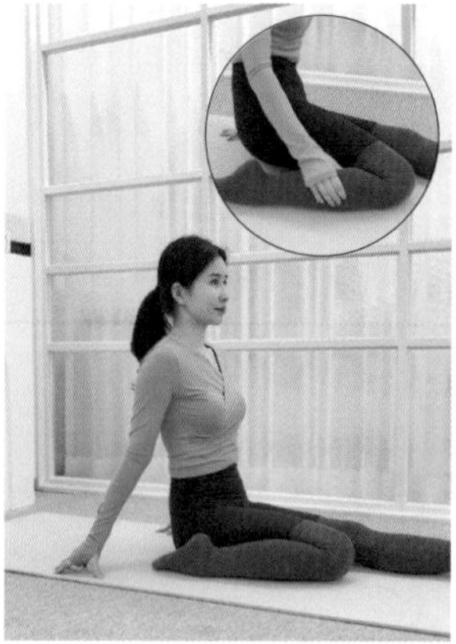

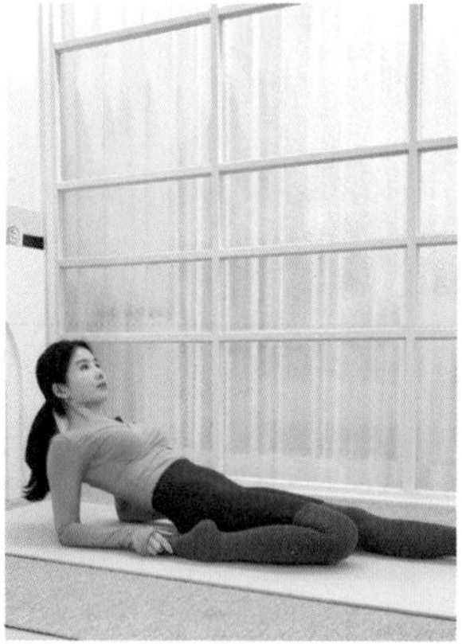

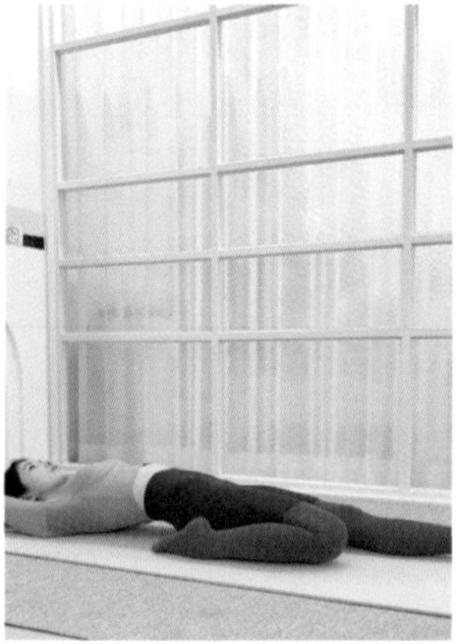

01 한 다리를 접어주고 발등은 길게 펴줍니다. 이때 종아리 살을 꺼내서 잘 정리해 줍니다.

02 몸을 눕혀 팔꿈치를 바닥에 놓아줍니다.

03 가능하면 어깨와 머리를 바닥에 놓고 완전히 누워 유지합니다. 양팔 머리 위에서 팔꿈치 잡아도 좋습니다.

응용해보세요

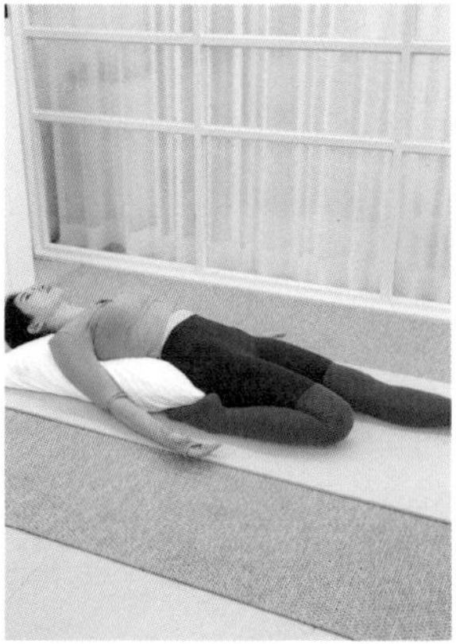

유연성이 부족하다면 꼬리뼈 뒤에 큰 베개를 놓고 등과 머리를 받쳐줍니다.

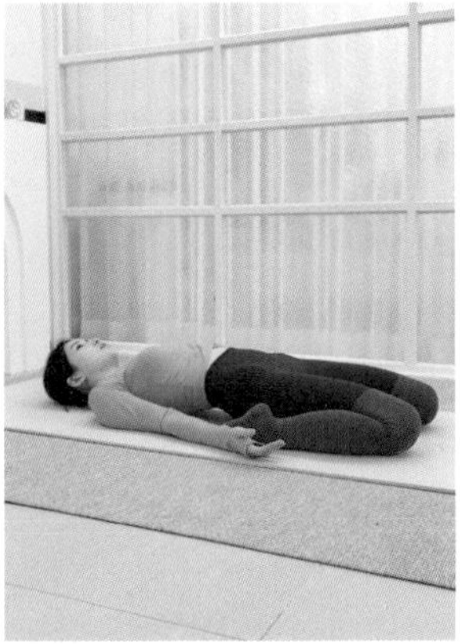

가능하면 양다리 모두 진행해 봅니다.

TIP

Q. 발목이 일직선이 안 돼요.

A. 발목의 유연성도 많이 필요한 동작이에요. 엉덩이 아래에 담요를 깔아주면 조금 편안할 수 있어요. 발목의 유연성은 보행과도 많은 관련이 있어요. 동작의 완성을 위해서가 아니라 올바른 걸음걸이를 위해 꾸준히 유연성을 길러 주세요. 족부 건강에 도움이 될 거예요.

Q. 허벅지가 너무 땅겨요.

A. 허벅지 앞에 있는 대퇴직근이라는 근육은 골반과 무릎에 연결이 되어있어요. 그래서 무릎 주변이 당기는 느낌이 들 수 있고 앞쪽 허벅지가 터질 것 같기도 해요. 무리하게 진행하지 말고 팔꿈치를 바닥에 놓은 상태에서 더 누워도 될지 판단해주는 것이 좋아요.

02

누워서 다리 당기기

Reclining Big Toe Pose
숩타 파당구쉬타아사나

" 가장 쉽고 편하게 햄스트링을 늘려줄 수 있는 자세 "

난이도 ★

효과

- ☑ 다리 뒷면 스트레칭
- ☑ 고관절, 발목 유연성 향상
- ☑ 다리 부종 완화

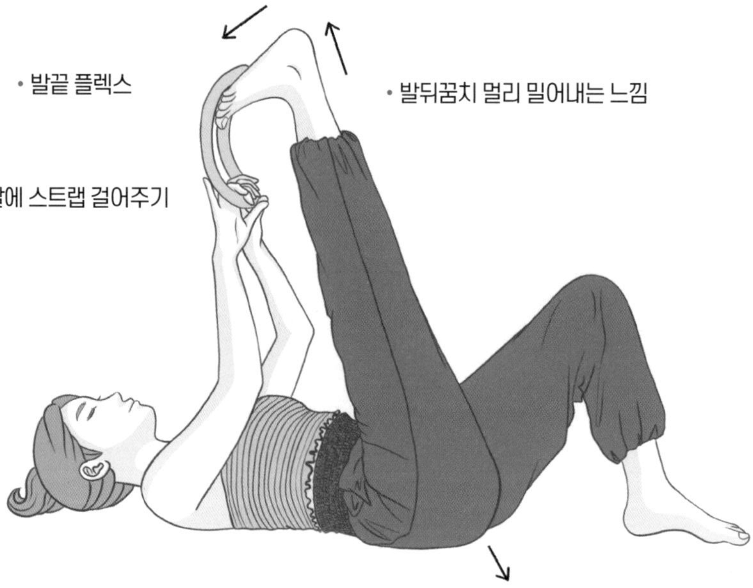

유지 시간
좌, 우 30초

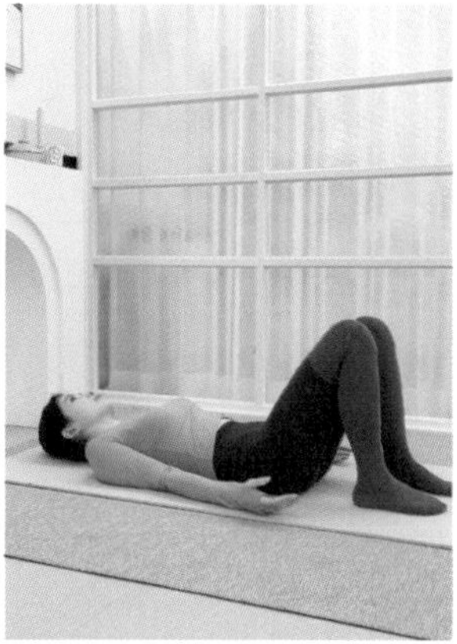

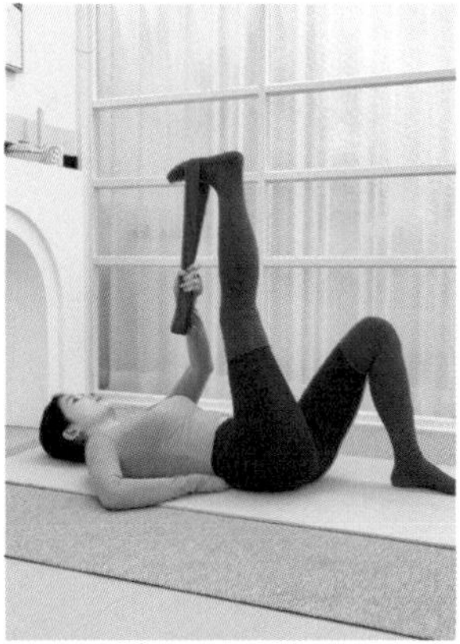

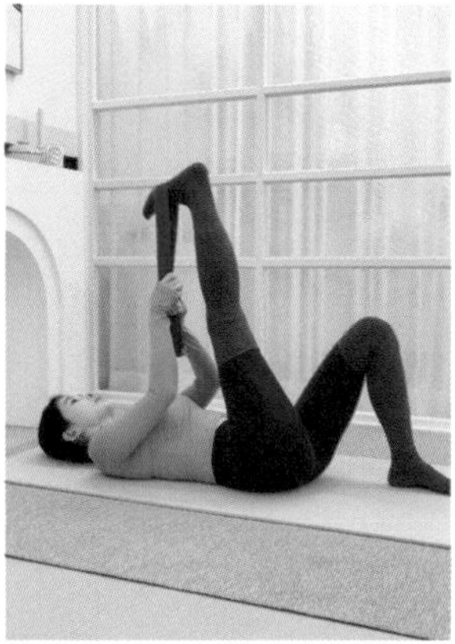

01 누워서 두 무릎을 구부려 세운 자세에서 시작합니다.

02 오른발에 스트랩을 걸어 주고 허리의 아치를 만듭니다. (허리 아래에 포도알 하나가 있다고 상상합니다.)

03 허리 아치를 유지하며 발끝을 몸쪽으로 당겨옵니다. 허리 건강과도 연결이 되어 있으니 꾸준히 하는 것이 좋습니다.

응용해보세요

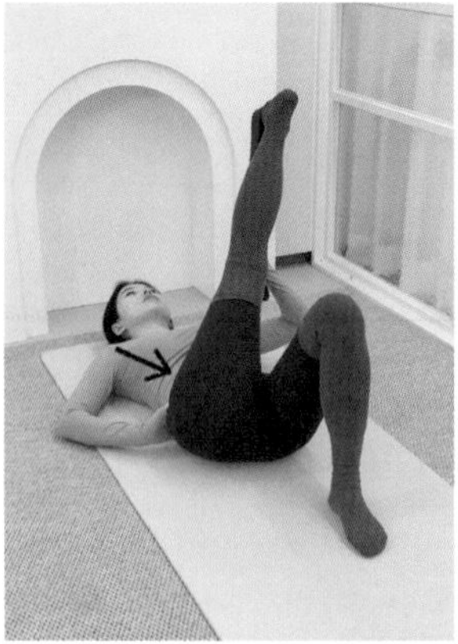

허벅지 바깥쪽 자극:
손으로 스트랩을 잡아 줍니다. 발을 왼쪽 어깨 쪽으로 당겨 주고 오른쪽 골반은 뜨지 않게 고정합니다.

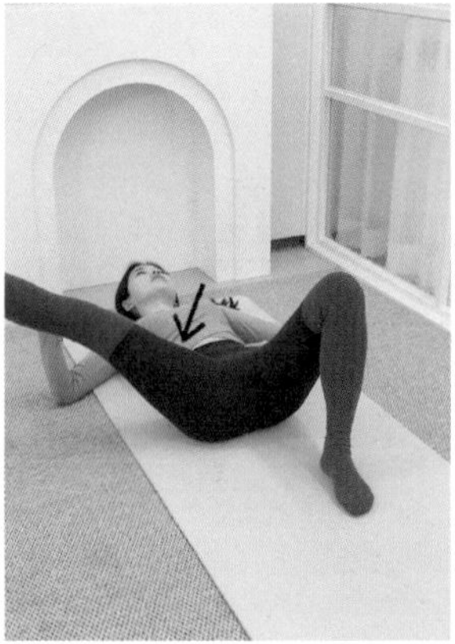

허벅지 안쪽 자극:
오른손으로 스트랩을 잡고 바깥쪽으로 열어 줍니다.

03

4자 다리 당기기

Figure 4 Stretch

" 고관절의 경직을 풀어주고 엉덩이 깊숙하게 자리잡고 있는 외회전 근육들을 스트레칭하는 동작 "

난이도 ★

효과

- ☑ 엉덩이 근육 스트레칭
- ☑ 고관절 유연성 향상
- ☑ 하체 혈액 순환

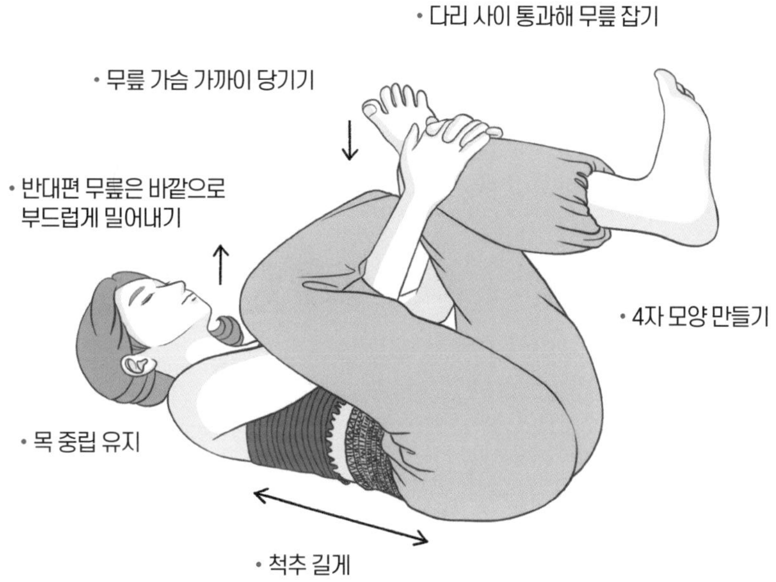

따라 하기

유지 시간
좌, 우 30초

30
SEC

⚠주의
허리 디스크
고관절 질환

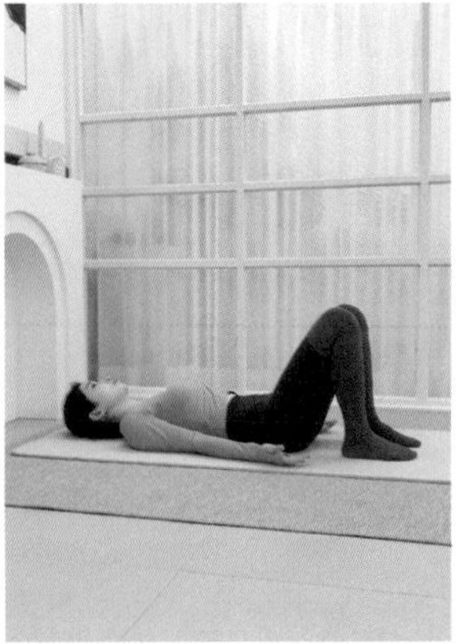

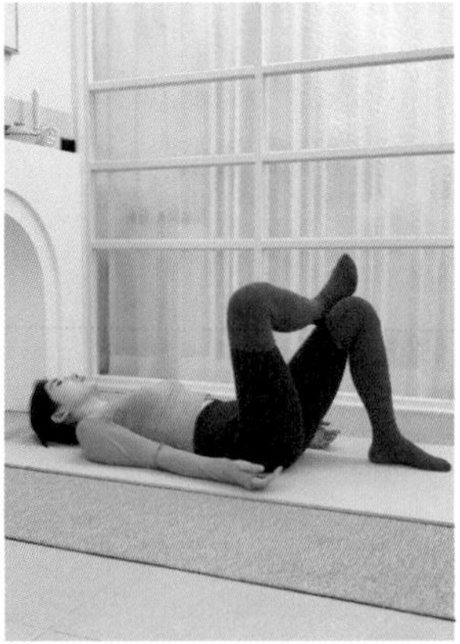

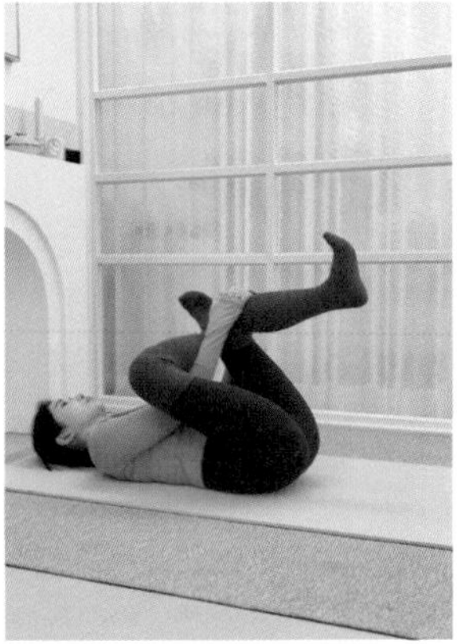

01 누워서 두 무릎을 구부려 세운 자세에서 시작합니다.

02 오른 발목을 왼 다리 무릎에 올려 4자 모양을 만들어 줍니다.

03 양손은 다리 사이 공간을 통과하여 무릎을 감싸 잡고 당겨줍니다.

응용해보세요

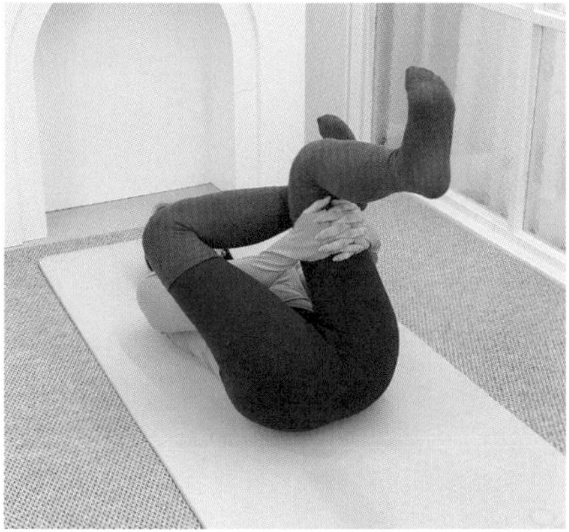

유연성이 떨어지는 경우 허벅지 뒤쪽을 잡고 유지합니다.

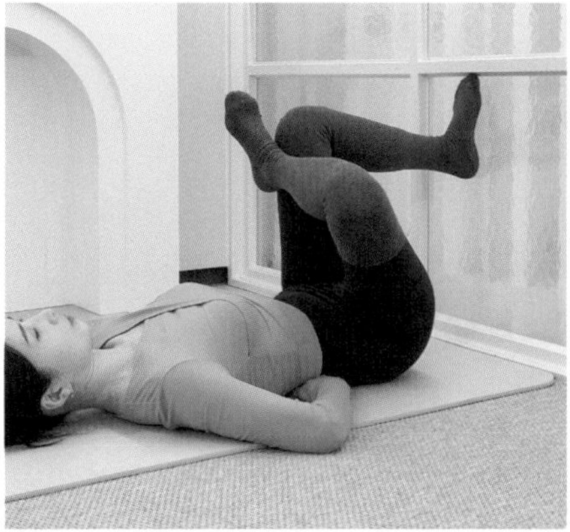

벽을 이용해 봅니다. 이때 허리 아래에 손바닥 반절이 들어갈 정도의 아치를 형성해주고 벽과 가까워질수록 자극은 강해집니다.

04

행복한 아기 자세

Happy Baby Pose
발라아사나

" 아기가 발을 잡고 노는 모습을 닮은 동작 "

난이도 ★

효과

- ☑ 엉덩이 근육 스트레칭
- ☑ 고관절 유연성 향상
- ☑ 하체 혈액 순환

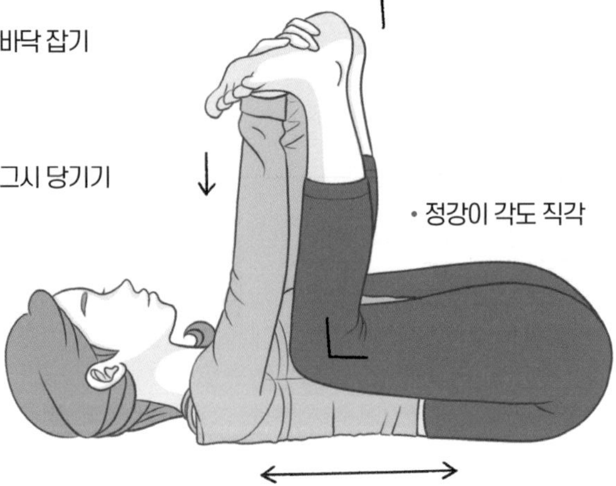

따라 하기

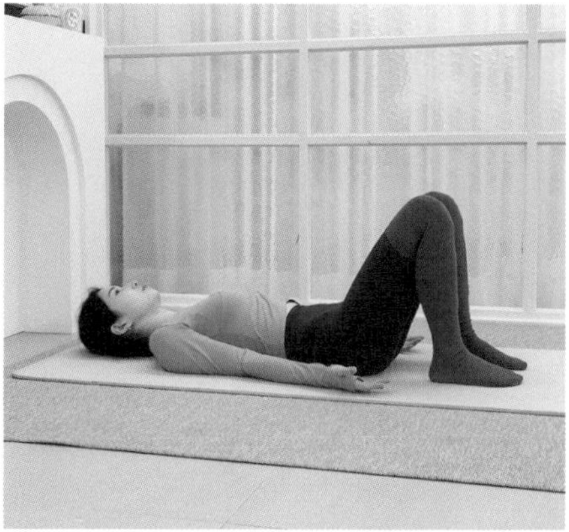

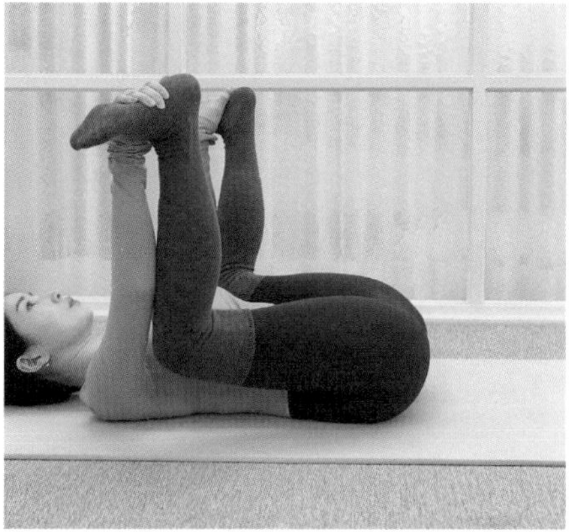

유지 시간
30초

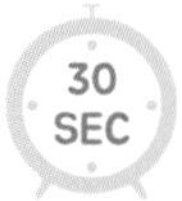

⚠주의
고관절 질환

01 누워서 두 무릎을 구부려 세운 자세에서 시작합니다.

02 손으로 발바닥 안쪽을 감싸 잡고 정강이는 매트와 수직이 되도록 당겨줍니다.

응용해보세요

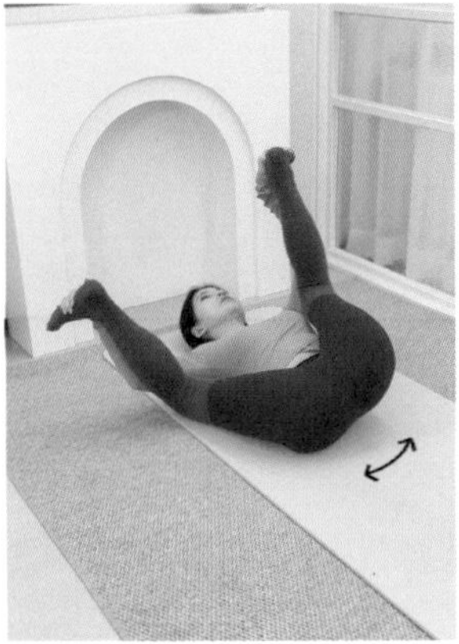

좌우로 가볍게 움직여 고관절을 자극해줍니다.

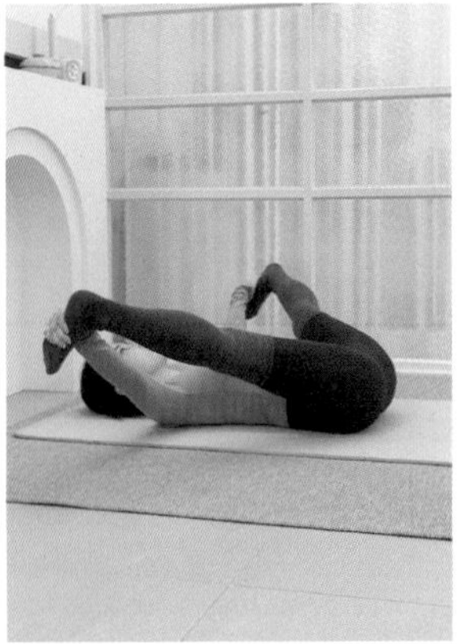

무릎을 펴서 허벅지 안쪽을 스트레칭합니다.

05

L자 다리 만들기

Leg Up The Wall
비파리타 카라니

"다리 쪽으로 흘러간 혈액과 림프액을 심장으로 보내주어 부종을 예방하는 동작"

난이도 ★

효과

- ☑ 하체 정맥류 질환 예방
- ☑ 심장으로 혈류 공급
- ☑ 긴장 스트레스 완화

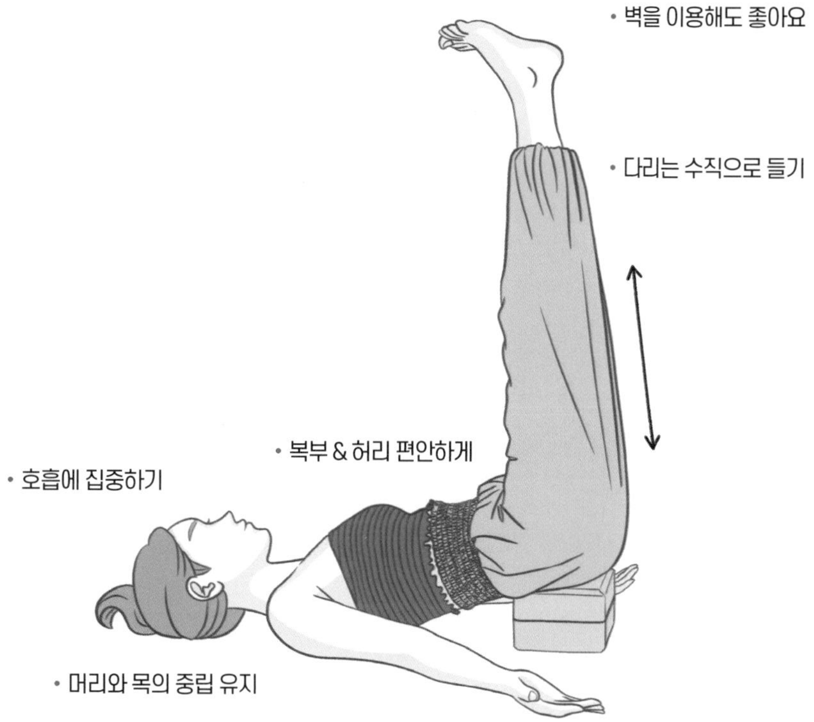

따라 하기

유지 시간
30초 ~ 1분

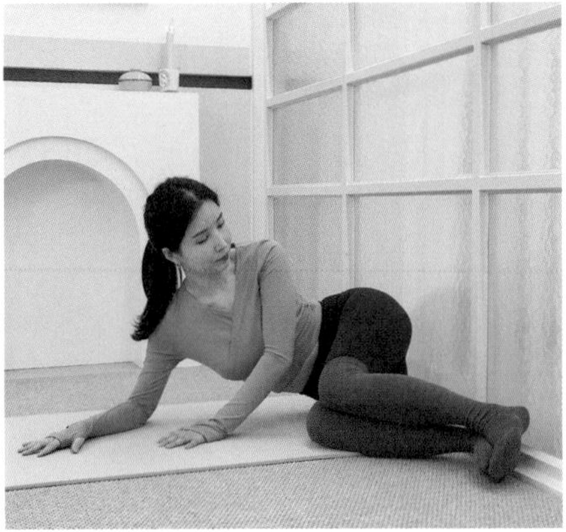

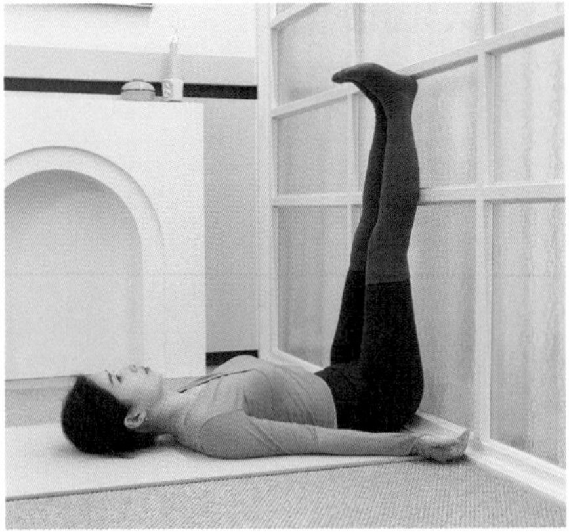

01 옆으로 돌아서 엉덩이를 벽에 붙입니다.

02 등을 바닥에 대고 다리를 위로 들어 올리고 발바닥은 천장을 바라봅니다.

응용해보세요

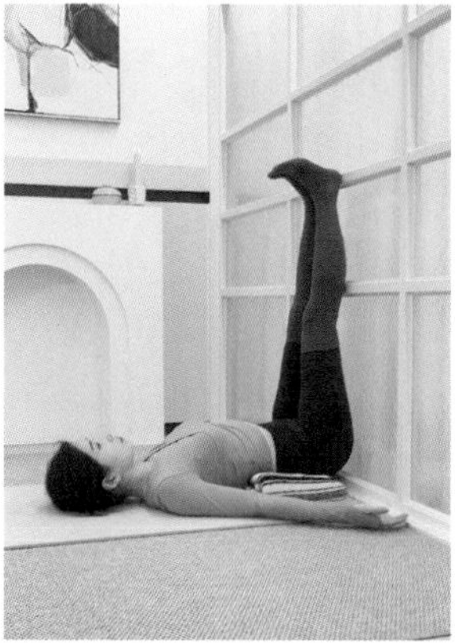

허리 아래에 담요를 말아 넣어도 좋습니다.

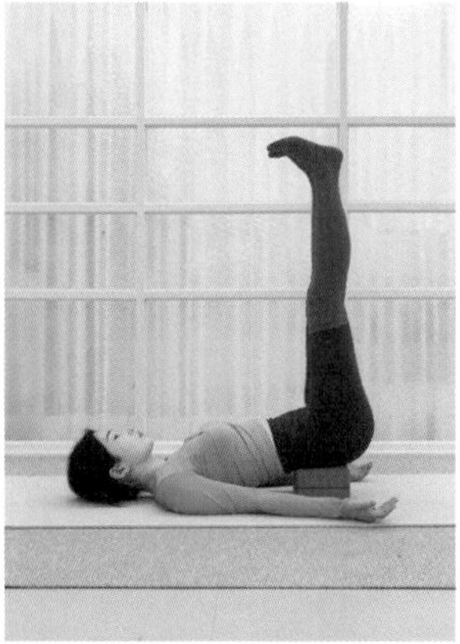

천골 아래에 요가블록을 놓고 유지해봅니다.

TIP

Q. '어깨 서기'와 비슷해 보이는데 다른 점이 무엇인가요?

A. 어깨 서기와 달리 어깨나 목에 압력이 가해지지 않는 휴식 자세예요. 호흡에 집중하여 긴장된 신체를 이완시켜주세요.

도전해보세요!

요가매트 위에서 느끼는 감정은 정서적인 면과 매우 밀접한 관련이 있습니다. 후굴 자세가 어려운 사람들은 삶을 마주하고 자신을 사랑하는 데 두려워하는 경향이 있다고 합니다. 두려움은 본능적이거나 과거의 불쾌한 경험으로부터 일어날 수 있지만 도전 자세를 연습하는 과정을 통해 극복할 수 있습니다.

시퀀스 미리보기

원숭이 자세

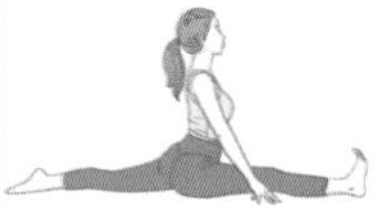

활 자세

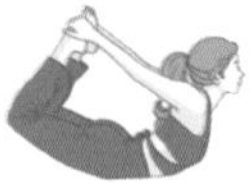

낙타 자세

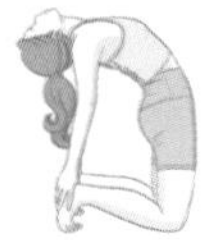

스탠딩 스플릿

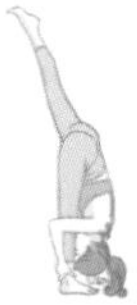

비둘기 자세

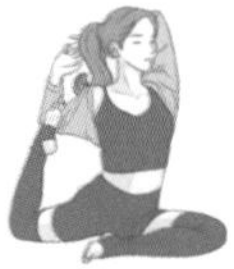

위를 향한 활 자세

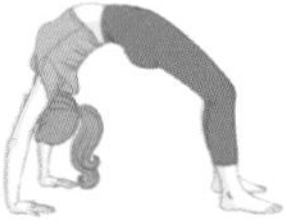

01

원숭이 자세

Mokey Pose
하누만아사나

" 난도 높은 동작으로
부상이 있을 수 있으니
절대 무리하지 마세요. "

난이도 ★★★★★

효과

- ☑ 고관절 유연성 향상
- ☑ 앞다리 뒷면 스트레칭
- ☑ 뒷다리 앞면 스트레칭

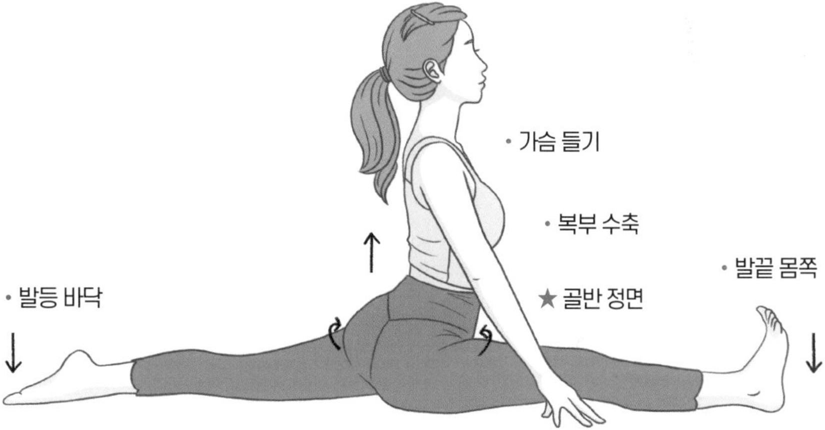

따라 하기

유지 시간
30초

30
SEC

⚠주의
고관절
무릎 질환

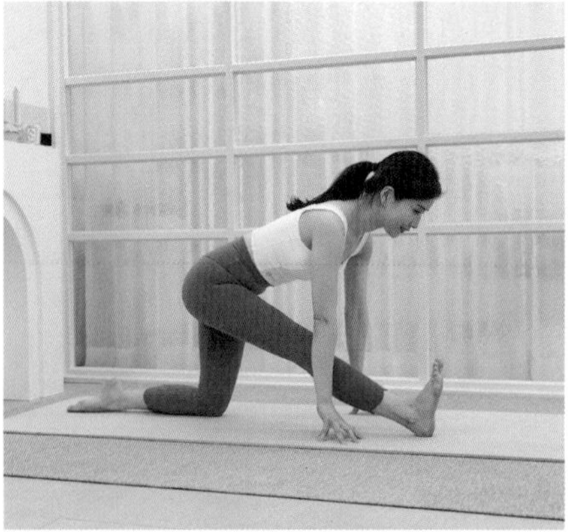

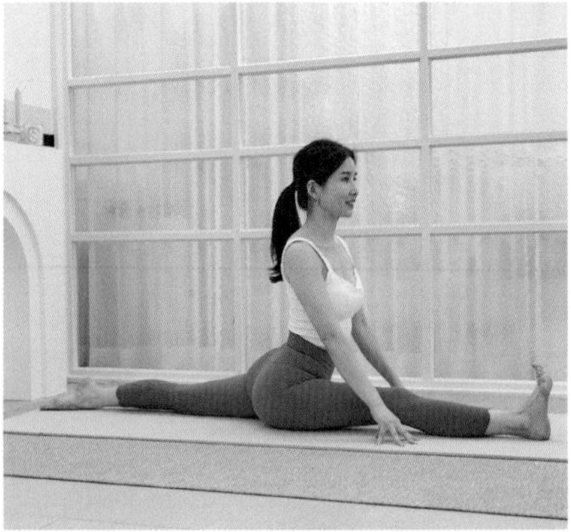

01 반 원숭이 자세(p.73 참고)에서 시작합니다.

02 오른발을 천천히 앞으로 뻗으며 골반을 낮추어 봅니다.

응용해보세요

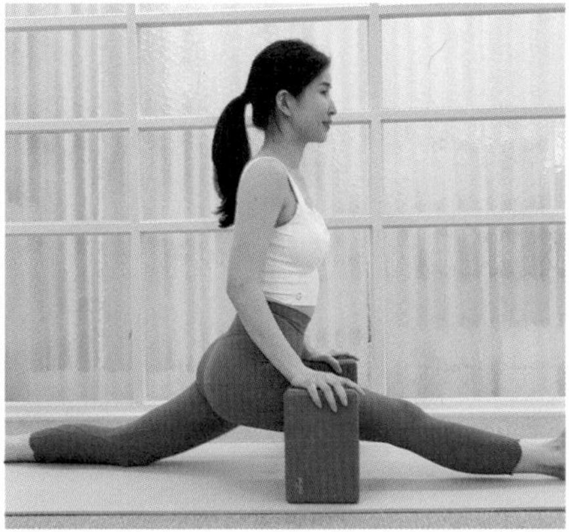

무리하게 진행하는 경우 부상의 위험이 있으니 블록을 사용하며 골반이 틀어지지 않는 범위까지만 진행합니다.

TIP

Q. 이 동작을 잘하는 방법 없을까요?

A. 햄스트링과 고관절 앞쪽에 자극이 많이 가는 동작이기에 반드시 골반 주변과 다리 뒷면의 근육을 충분히 풀어주어야 해요. 로우 런지 동작(p.80 참고)에서 뒷다리 당기기와 반 원숭이 자세(p.73 참고)를 충분히 연습해주세요.

Q. 골반이 자꾸 열려요.

A. 자세를 완성할 정도의 유연성이 부족한 상태예요. 앞다리 골반 아래에 쿠션을 두툼하게 올려놓거나 요가 블록을 짚어서 골반 높이를 높이고 골반이 정면 바라본 상태에서 유지해주세요.

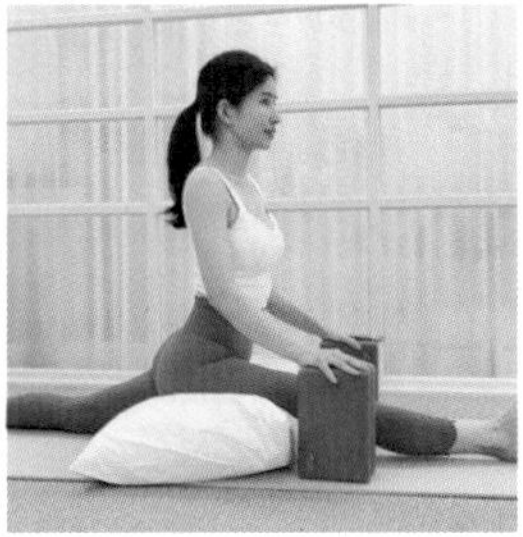

02

활 자세

Bow Pose
다누라아사나

" 구부정한 등과 자세를 교정하여
숨은 키 1cm를 찾아주는 자세 "

난이도 ★★★★

효과

- ☑ 굽은 등과 어깨 펴기
- ☑ 등, 허리, 엉덩이 강화
- ☑ 변비 개선

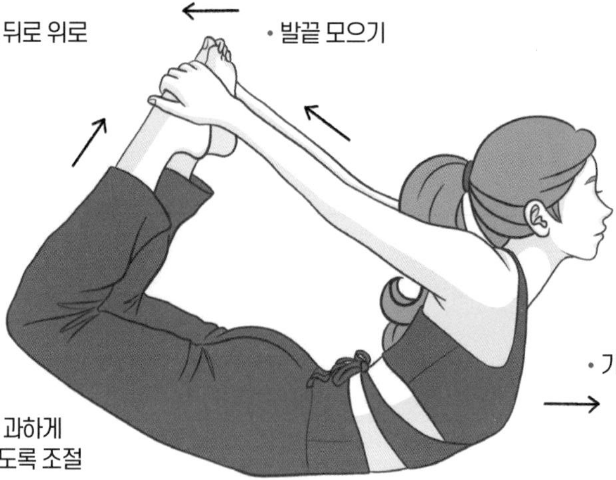

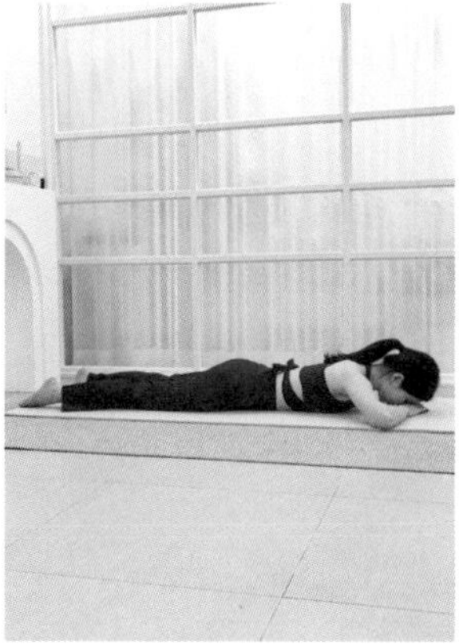

01 엎드려 누운 자세에서 시작합니다.

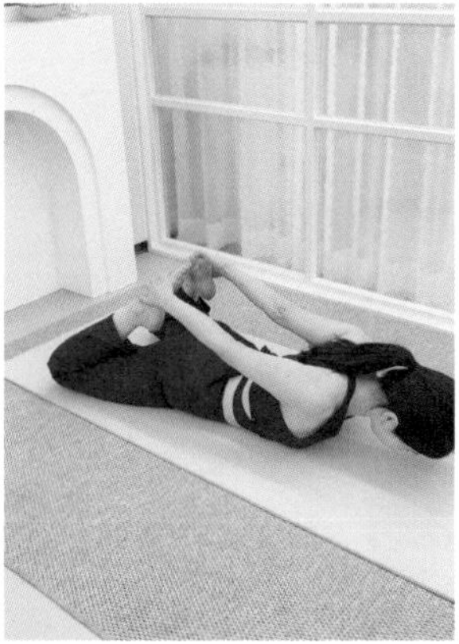

02 양손으로 발의 바깥쪽을 잡아줍니다. 두 무릎은 골반 너비를 유지하며 발끝은 붙여줍니다.

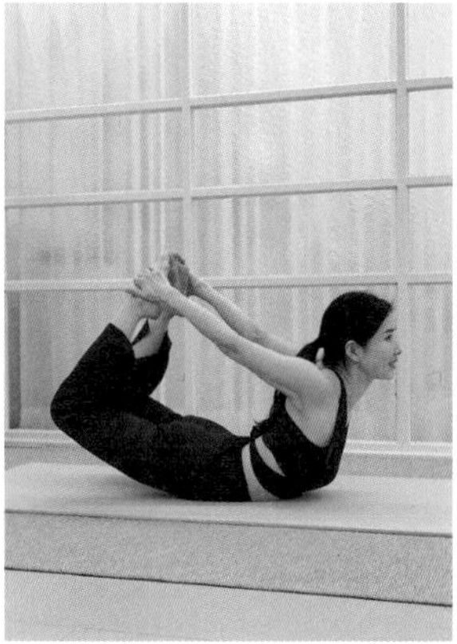

03 발등을 멀리 밀어내는 힘으로 상체를 들고 유지합니다. 이 자세는 깊은 호흡이 어렵기 때문에 같은 시간을 유지해도 호흡이 짧아 다른 동작보다 숨 쉬는 횟수가 늘어납니다.

유지 시간
30초

30 SEC

⚠주의
허리디스크

03

낙타 자세

Camel Pose
우스트라아사나

" 허리가 강한 낙타를 본떠 만든 동작으로 굽은 등과 어깨 펴기에 좋은 자세 "

난이도 ★★★★

효과

- ☑ 굽은 등과 어깨 펴기
- ☑ 척추 유연성 향상
- ☑ 전신 군살 제거

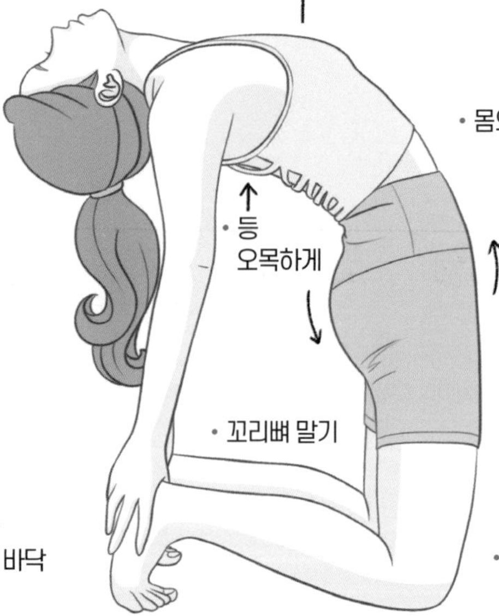

따라 하기

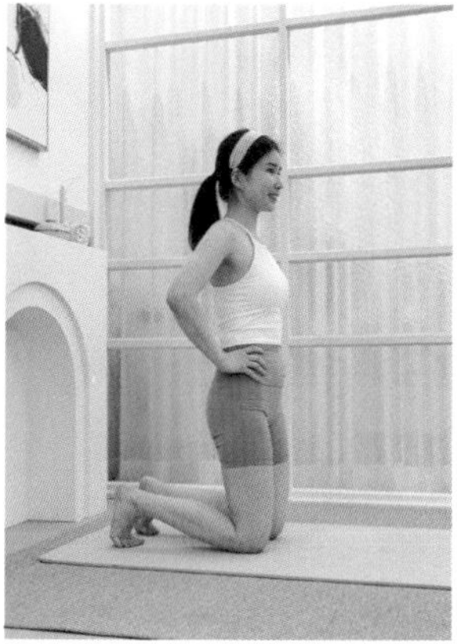

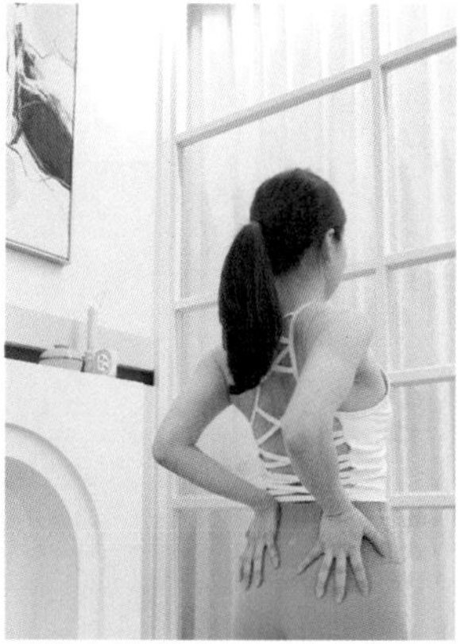

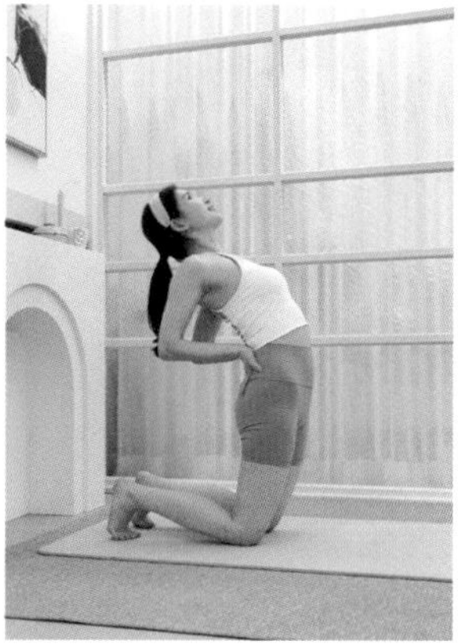

01 양 무릎은 골반 너비 발끝 세우고 준비합니다.

02 양손은 허리 뒤를 받치고 (엄지손가락은 허리 옆, 나머지 손가락은 뒤) 팔꿈치를 뒤로 모아 가슴과 어깨를 펴줍니다.

03 내쉬는 숨에 골반을 앞으로 가슴을 천장 쪽으로 끌어 올리며 상체를 젖혀줍니다. (초보자는 여기에서 유지해도 좋습니다.)

유지 시간
15초

⚠주의
혈압질환
목디스크
허리디스크

응용해보세요

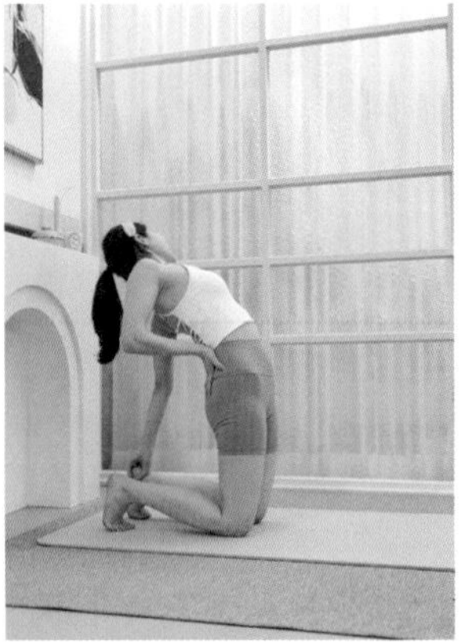

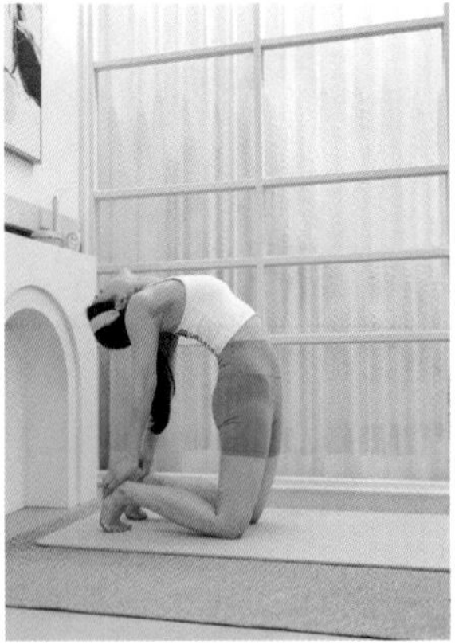

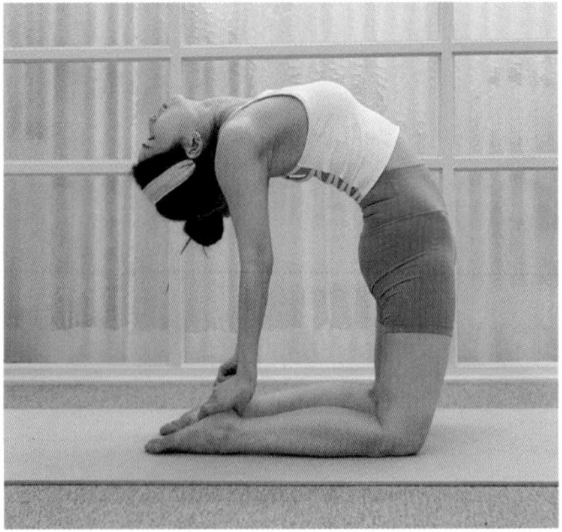

04 가능하면 한 손씩 발뒤꿈치를 잡아 봅니다.

05 낙타자세를 완성합니다. 돌아올 때도 허리를 받쳐 천천히 돌아와 아기 자세(P.90 참고)로 휴식합니다.

충분히 연습 되었다면 발등을 길게 바닥으로 내려놓습니다.

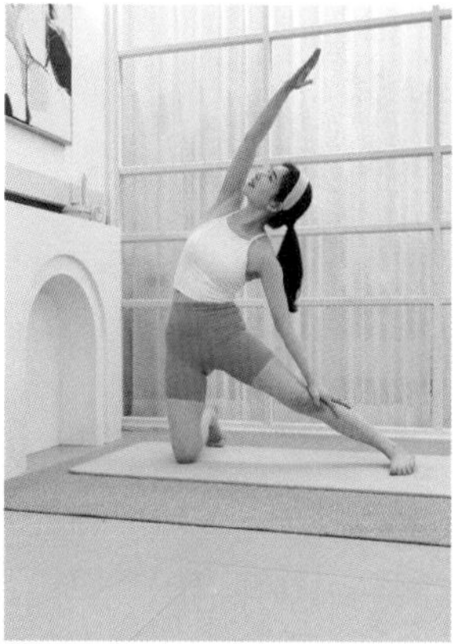

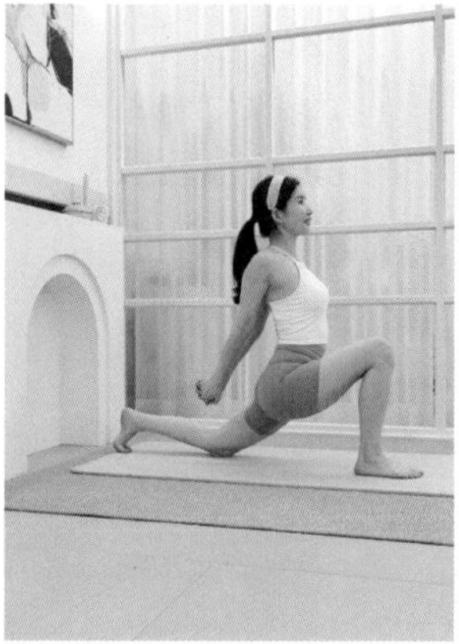

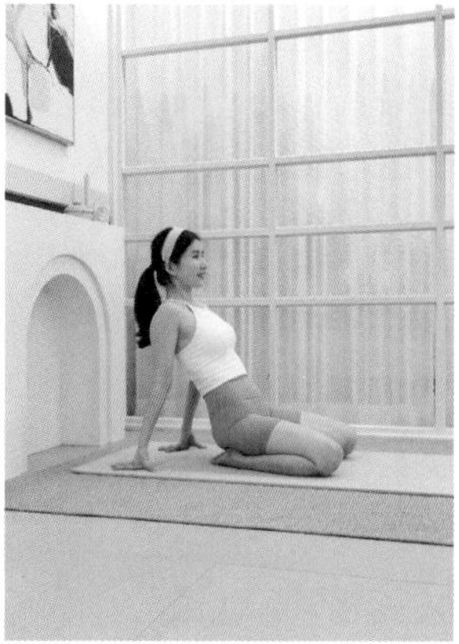

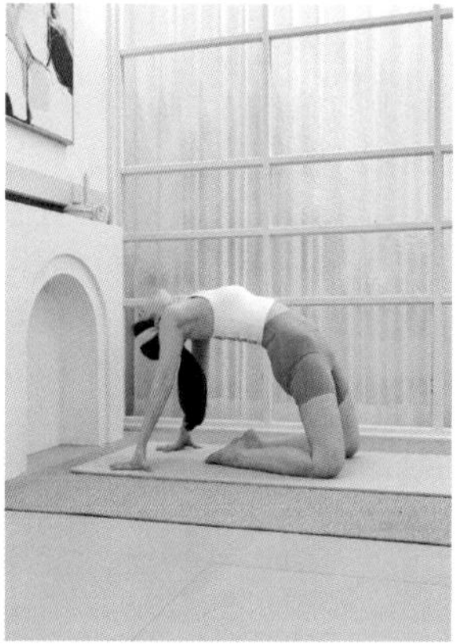

01 빗장 자세(p.114 참고)

02 로우 런지(p.80 참고)

03 낙타자세 변형: 두 무릎을 열고 발끝은 모아줍니다. 양손 뒤를 짚고 내쉬면서 골반을 들어 몸의 앞면을 펼쳐줍니다.

TIP

Q. 목은 뒤로 안 젖혀도 되나요?

A. 발목을 잡고 낙타 자세가 완성된 상태에서는 가능하면 떨궈 주세요. 가슴을 위로 들어 올리려면 등을 오목하게 만들어줘야 하는데 이때 어깨가 자연스럽게 목과 가까워져요. 그래서 머리를 떨궈 주는 게 편해요. 직접 해보니 머리를 떨구지 않으면 목 뒷부분이 엄청 뻐근하고 스트레스가 많아요. 머리를 들고 있기를 원한다면 가슴을 위로 끌어올리는 액션을 취하지 않고 그냥 펴진 상태에서 유지해주세요.

Q. 고개를 젖히면 뒤로 넘어갈 것 같아 무서워서 못 하겠어요.

A. 후굴이 원래 뒤가 보이지 않아서 두려움이 있고 이걸 극복하는 것도 연습이 필요해요. 앞으로 밀어내는 힘이 있어야 뒤로 넘겼을 때 균형이 잘 맞을 텐데 몸의 앞면이 충분히 열리지 않은 경우 어려울 수 있어요.

Q. 오래 유지할수록 좋은 건가요?

A. 가슴이 많이 열려있는 상태라 호흡을 깊게 하기는 조금 어려운 자세예요. 가능한 만큼 편안하고 자연스럽게 해보세요.

Q. 너무 시원해 보이는데 목 디스크에 안 좋을까요?

A. 다치는 건 순간이에요. 증상이 많이 안 좋은 경우 목이 뒤로 젖혀지면 후방 섬유륜이 두꺼워지고 신경뿌리를 눌러서 통증이 생길 수 있어요. 자세 만들고 제자리로 돌아갈 때 목을 컨트롤할 수 없다면 또 삐끗할 수 있어요.

Q. 몸이 뻣뻣해서 손이 발에 닿지 않아요.

A. 발뒤꿈치에 손이 닿지 않는다면 발 옆에 블록을 세워서 진행하세요. 요가도구를 적극 활용해주세요.

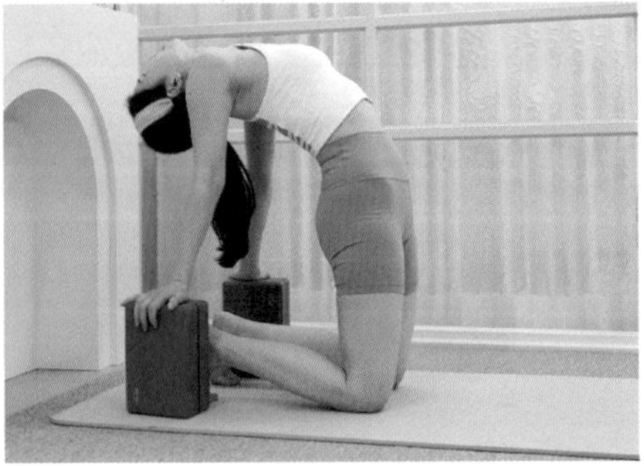

04

스탠딩 스플릿

Standing Split Pose
우르드바 프라사리타
에카 파다아사나

“ 다리가 1.5 배는 길어 보이는
매끈한 걸그룹 다리를
만들어주는 동작 ”

난이도 ★★★★

효과

- ☑ 하체 유연성 향상
- ☑ 하체 근력 강화
- ☑ 균형 감각 향상

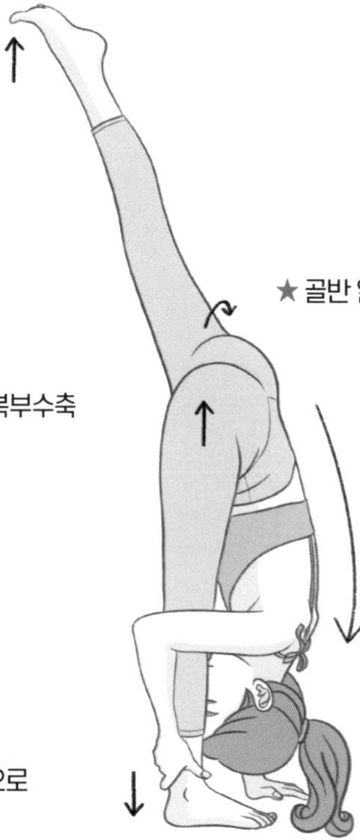

따라 하기

유지 시간
30초

⚠주의
고혈압
허리디스크

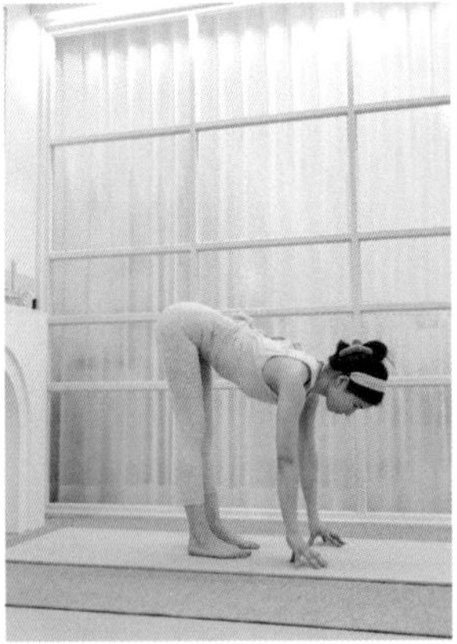

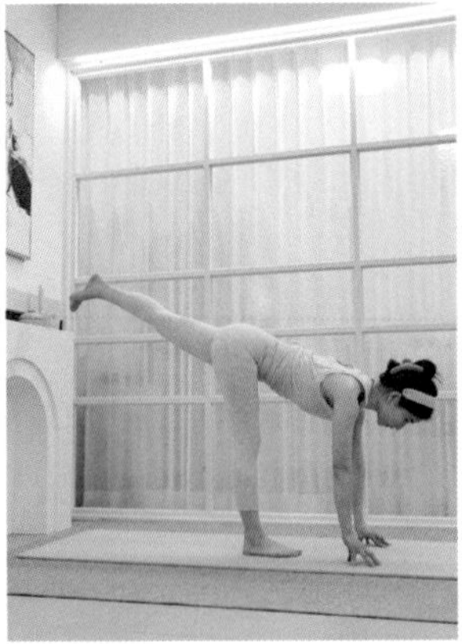

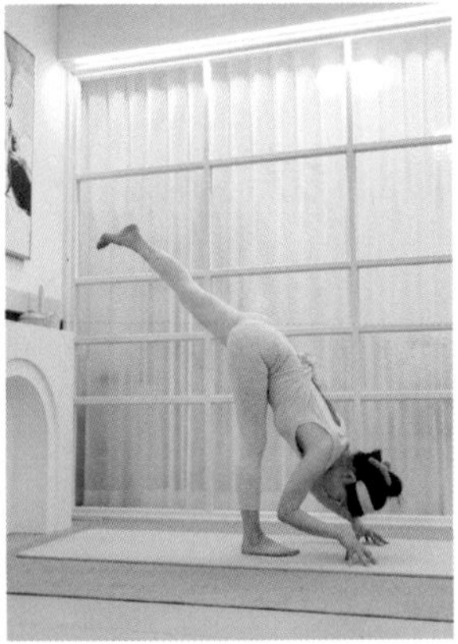

01 양발 11자 나란하게 놓고 상체를 반만 숙입니다.

02 왼 다리를 멀리 뻗어 준비합니다. 등이 펴지지 않는다면 무릎을 구부립니다.

03 내쉬는 숨에 상체를 숙입니다.

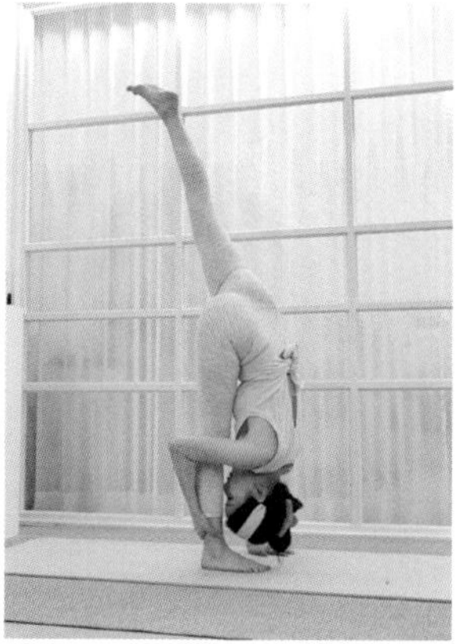

04 가능하면 오른손으로 오른 발목을 잡아 균형을 유지합니다.

응용해보세요

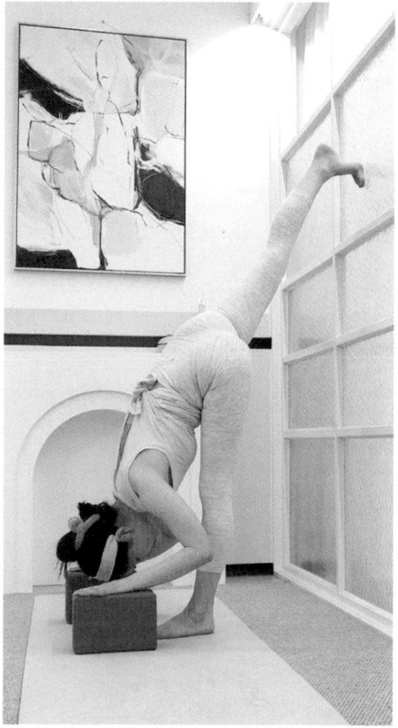

벽을 이용하여 자세를 유지해 봅니다.

TIP

Q. **바닥에 손이 닿지 않아요.**

A. 무릎을 구부리거나 요가블록을 사용해 주세요.

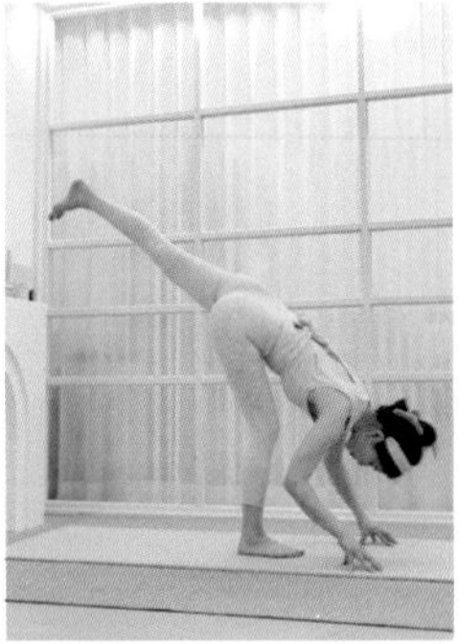

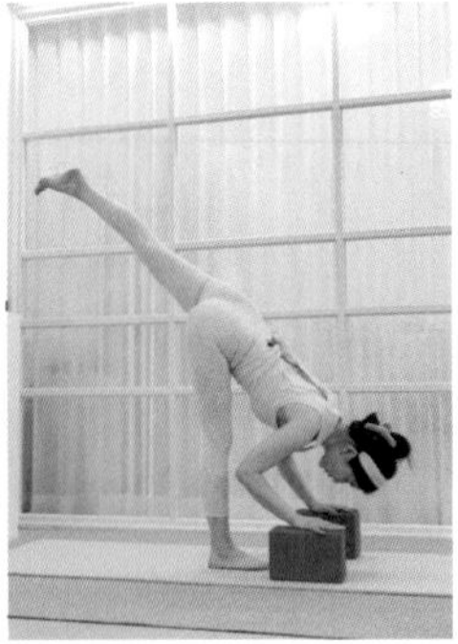

Q. **다리를 높게 올리고 싶어요.**

A. 무리해서 다리를 높게 들기보다는 먼저 손에 의지하지 말고 한 발로 균형을 잘 잡을 수 있도록 하체 힘을 길러주는 것이 좋아요.

05

비둘기 자세

One legged King Pigeon Pose
에카 파다 라자카포타아사나

“ 요가를 시작하는 사람이라면
누구나 꿈꾸는 아름다운 자세 ”

난이도 ★★★★

효과

- ☑ 하체 혈액 순환 증가
- ☑ 어깨 결림 해소
- ☑ 옆구리 군살 제거

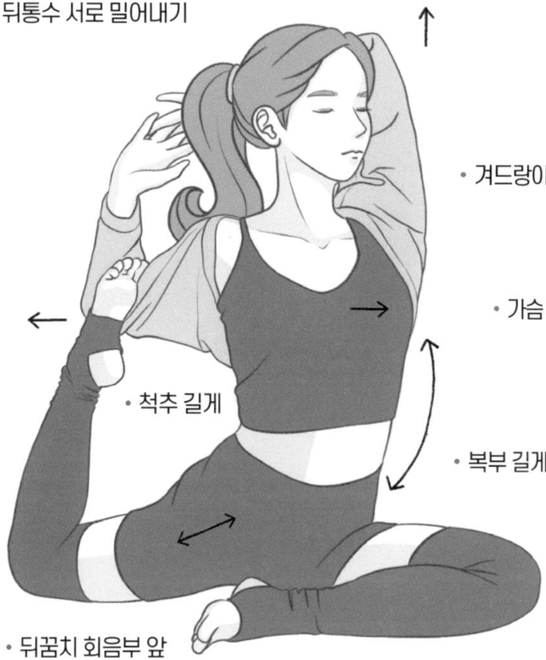

따라 하기

유지 시간
30초

⚠주의
고관절
어깨 질환

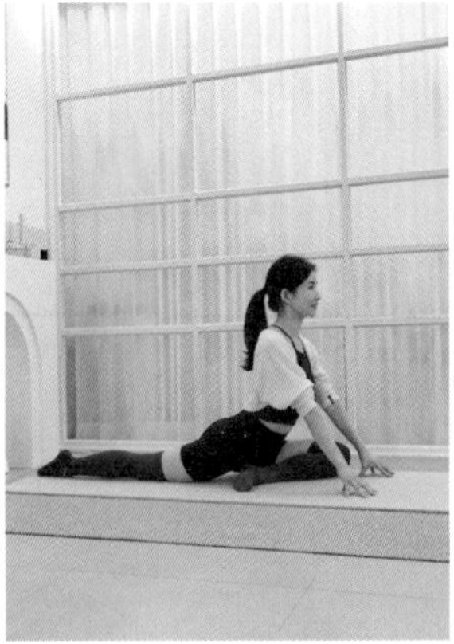

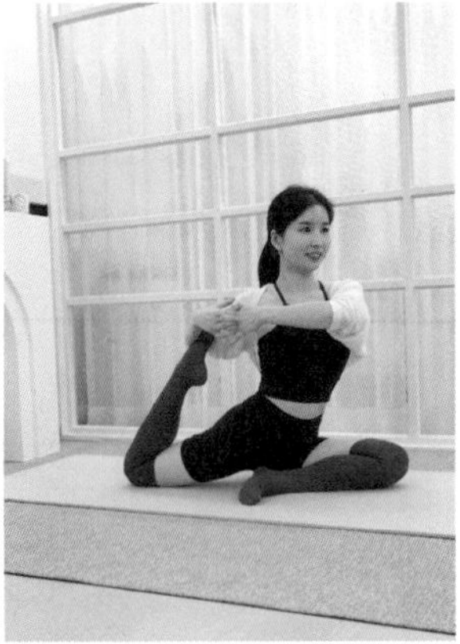

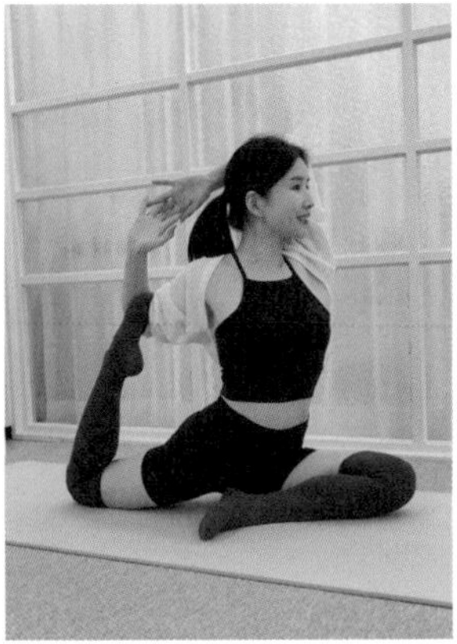

01 비둘기 준비 자세에서 시작합니다.

02 발을 당겨와 팔꿈치 안쪽에 발을 걸고 바닥 짚은 손은 가슴 앞으로 가져와 깍지를 낍니다.

03 가능하면 손을 머리 뒤로 가져갑니다. 시선은 앞을 바라봅니다.

응용해보세요

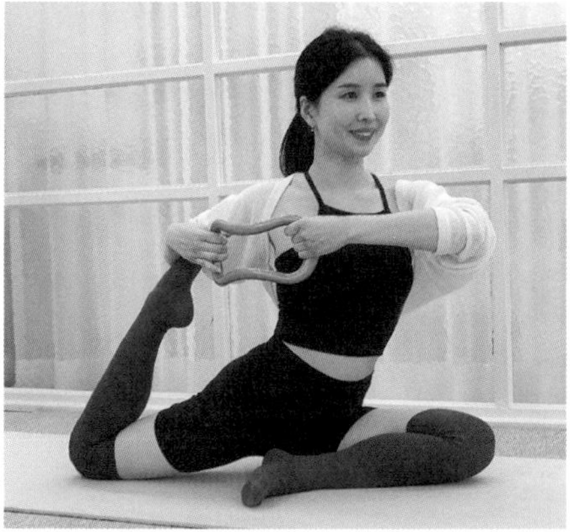

요가링을 사용하는 것도 좋습니다.

TIP

Q. 뒤쪽 옆구리에 쥐가 나요.

A. 상체를 세워서 유지하려면 옆구리의 힘이 많이 필요해요. 슬림한 라인을 만드는 데 도움이 됩니다.

Q. 발을 팔꿈치 안쪽에 걸기가 안 돼요.

A. 처음에는 잡히는 곳에서 머무르며 차근차근 연습하세요.

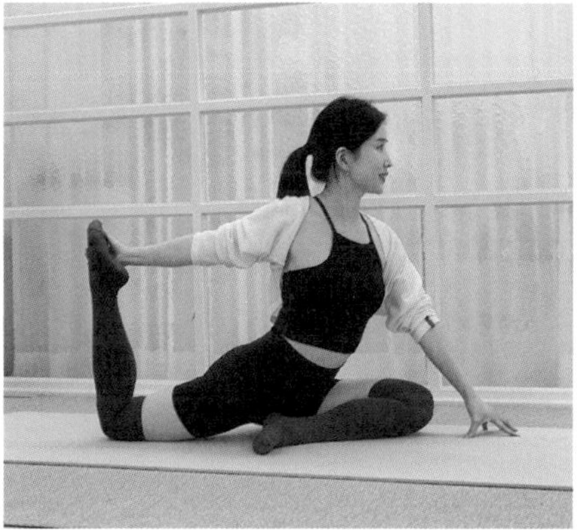

06

위를 향한 활 자세

Wheel Pose
우르드바 다누라아사나

" 어깨의 유연성이
아주 좋아지는 자세 "

난이도 ★★★★★

효과

- ☑ 몸의 앞면 유연성 향상
- ☑ 척추 엉덩이 탄력 강화
- ☑ 활력과 에너지 부여

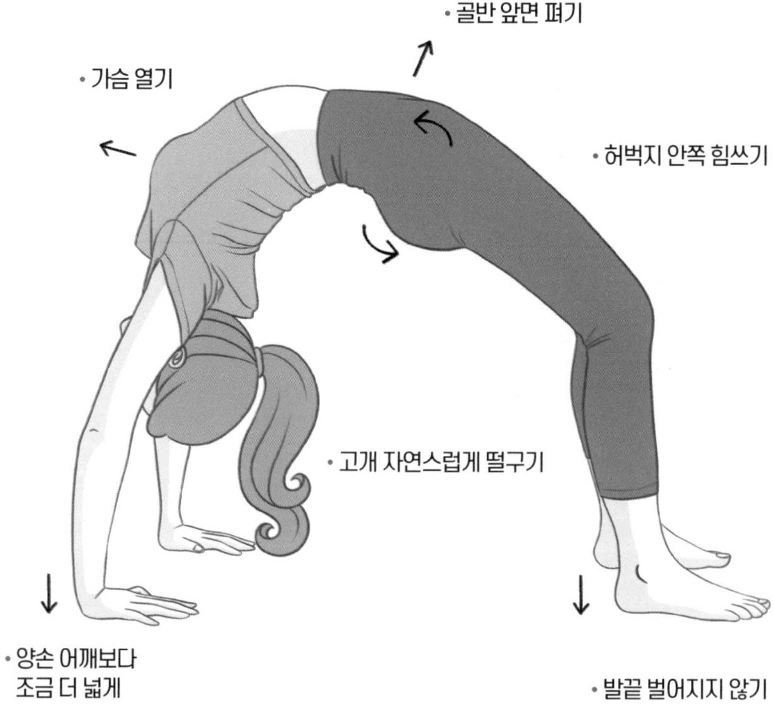

따라 하기

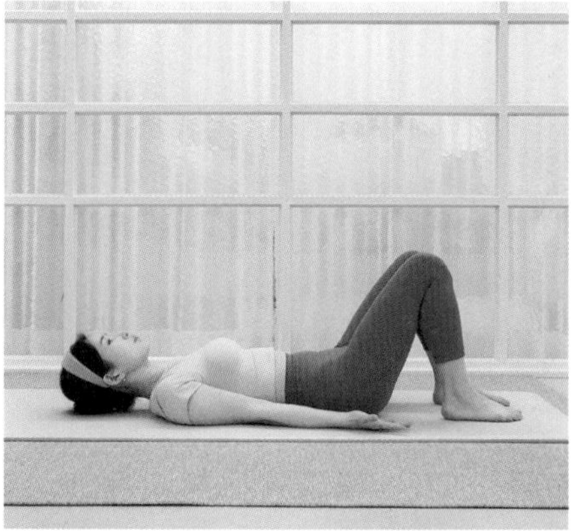

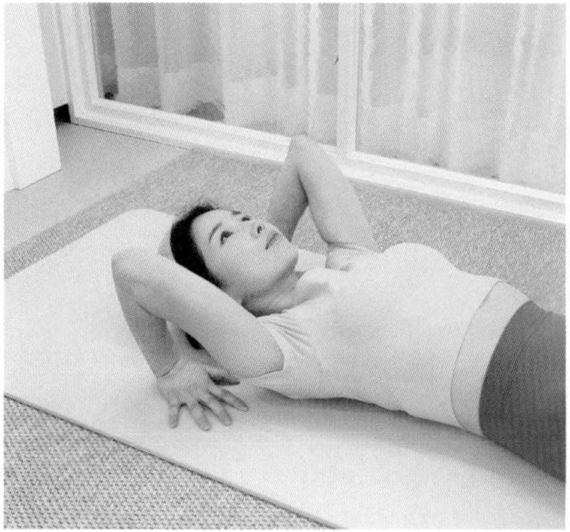

유지 시간
15초

⚠주의
고혈압
허리 어깨 질환
어깨 탈구

01 누운 자세에서 무릎은 골반 너비로 구부려 세워 준비합니다.

02 손끝이 어깨 쪽을 향하게 어깨 위 바닥을 짚습니다. 손가락은 활짝 펴줍니다.

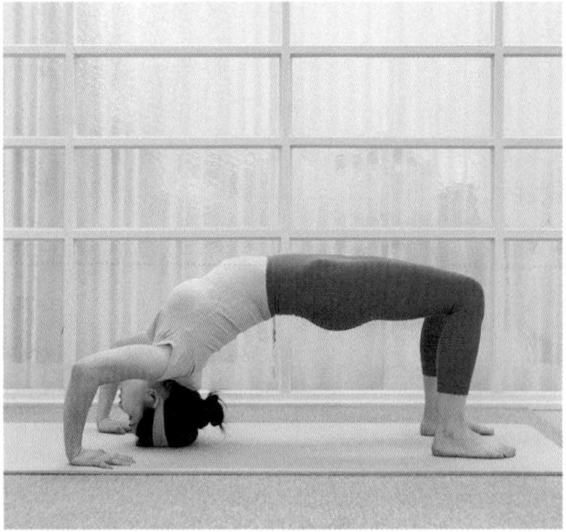

03 손과 발을 밀어내어 골반과 가슴을 들고 정수리를 바닥에 놓습니다.

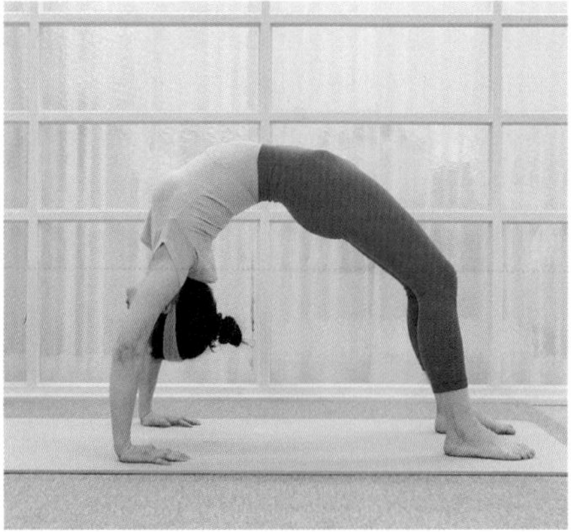

04 가능하면 머리를 바닥에 들어 몸을 아치형으로 만듭니다.

응용해보세요

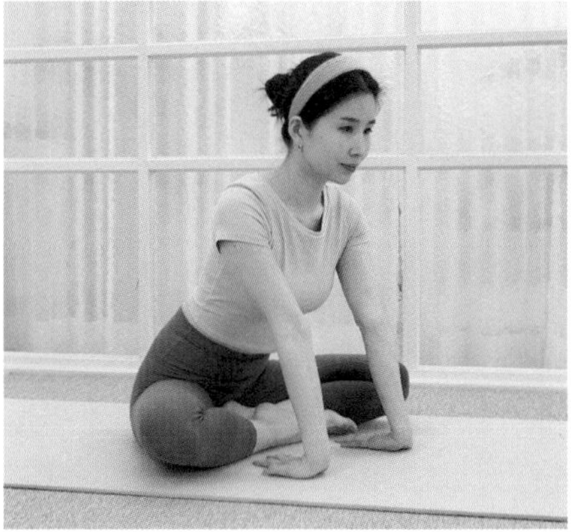

동작 전에 손목 스트레칭을 꼼꼼하게 해주면 좋습니다.

TIP

Q. 정수리를 떼기가 어렵네요.

A. 어깨의 유연성이 많이 필요한 고난도 동작이에요. 굽은 등을 펴주고 다양한 어깨 스트레칭으로 몸을 충분히 풀어낸 후 도전해주세요. 평소에도 어깨가 굳지 않도록 소머리 자세의 팔(p.101 참고)을 꾸준히 해주면 좋아요.

Q. 올라갔다가 내려올 때 쿵 하고 떨어져요.

A. 내려올 때는 팔꿈치를 구부려 팔의 힘을 사용해주세요. 왔던 그대로 돌아와 주세요. 팔 근력을 키워 주시면 점점 좋아집니다.

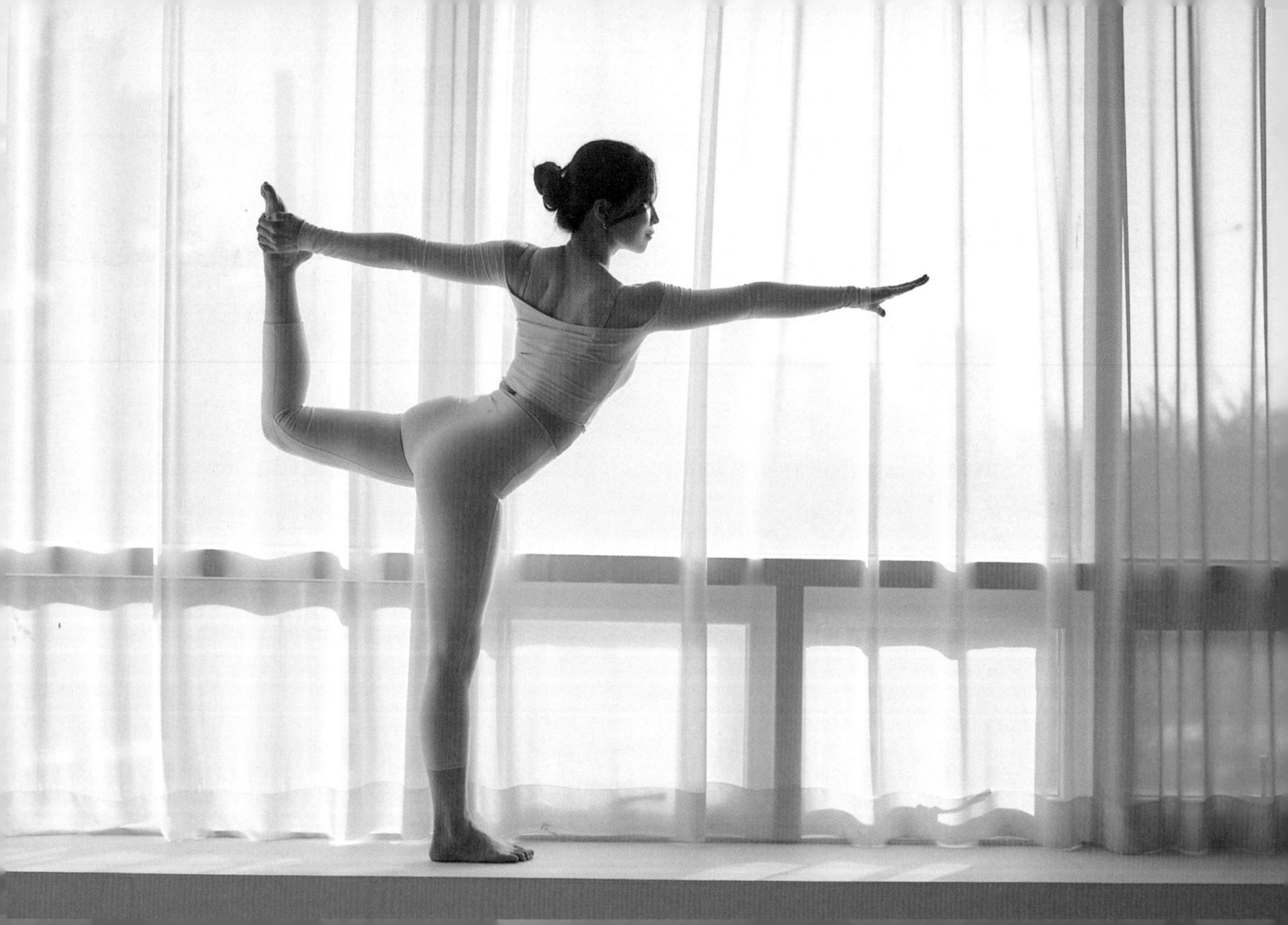

routine #3

3분으로 개운해지는 5개의 간단 시퀀스

소파에서 하는 스트레칭

" 하체 혈액 순환 동작들로 넷플릭스 보면서 하기 딱 좋아요. "

01 골반 앞면 스트레칭

좌, 우 10초 x 3회

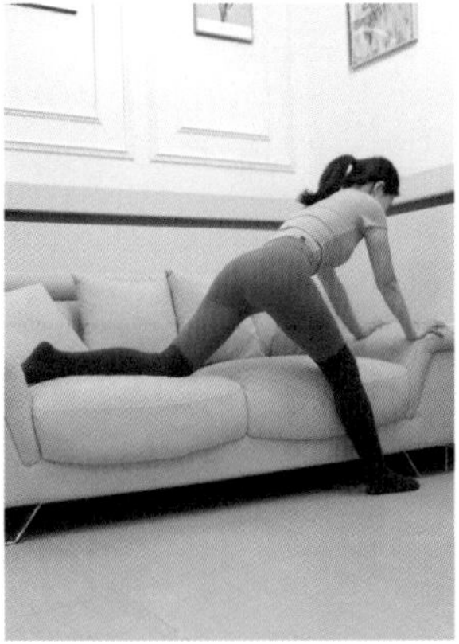

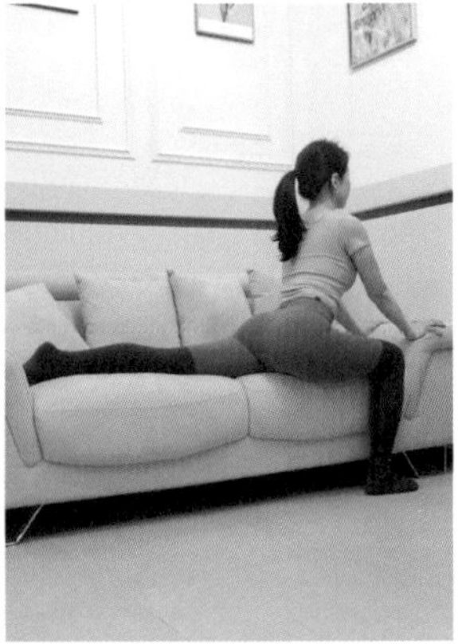

01 왼 다리는 소파 위에 올려서 뒤로 뻗고 오른 다리는 바닥을 지지해줍니다.

02 손은 팔걸이를 잡습니다. 숨을 마시고 내쉬면서 오른 무릎을 구부려 유지합니다.

02 허벅지 뒷면 스트레칭

좌, 우 15초 x 2회

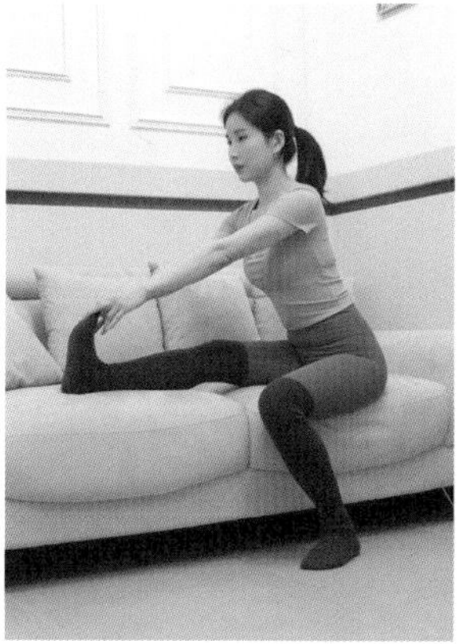

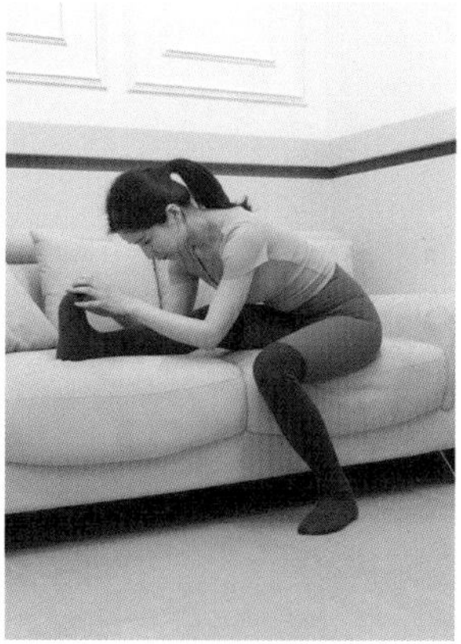

01 왼 다리는 소파 위에서 쭉 펴주고 오른 다리는 편하게 내려놓습니다.

02 가능하면 손은 발을 잡고 숨을 마시고 허리 펴고 내쉬면서 상체 숙여 줍니다.

03 옆구리 스트레칭

좌, 우 15초 x 2회

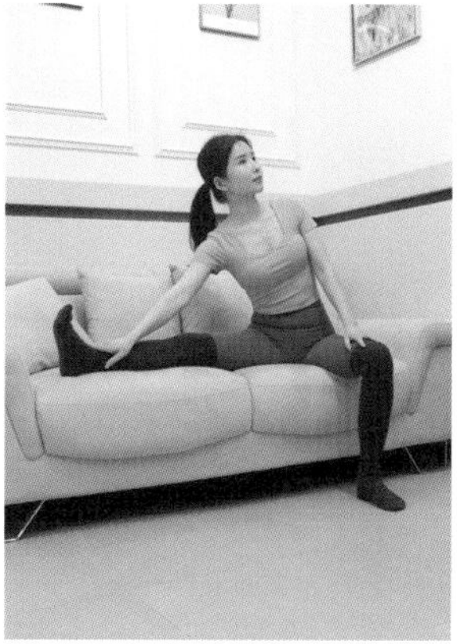

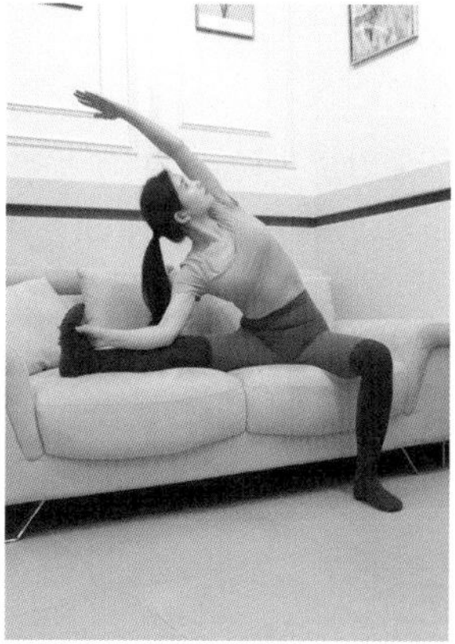

01 앉은 상태에서 오른 다리는 소파 위에 쭉 뻗어줍니다.

02 숨을 마시고 내쉬면서 상체 오른쪽으로 기울여 옆구리를 늘려줍니다.

사무실에서 하는 스트레칭

" 묵직한 어깨와 찌뿌둥한 다리를 시원하게 만들어보세요. "

01 W 모양 팔 만들기

좌, 우 5초 x 5회

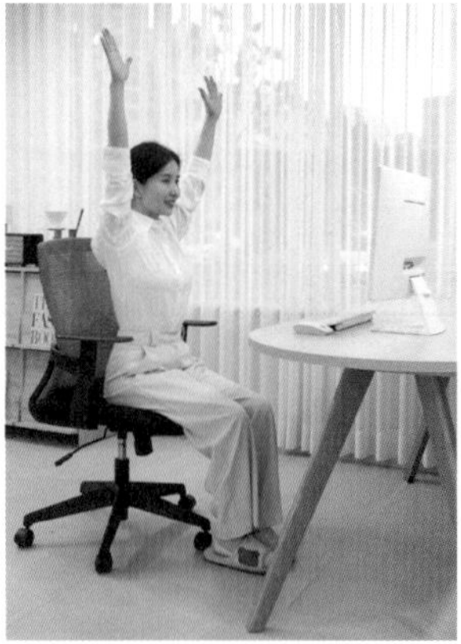

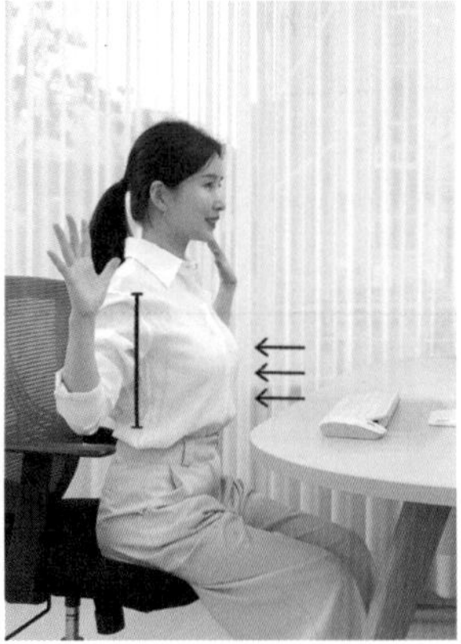

01 허리를 펴고 양손을 머리 위로 만세 합니다.

02 내쉬는 숨에 팔꿈치 접어 몸통 옆에 두고 W자를 만들어 줍니다. 팔꿈치와 손목은 일직선을 만들고 가슴은 내밀지 않습니다.

02 상체 비틀기

좌, 우 15초 유지

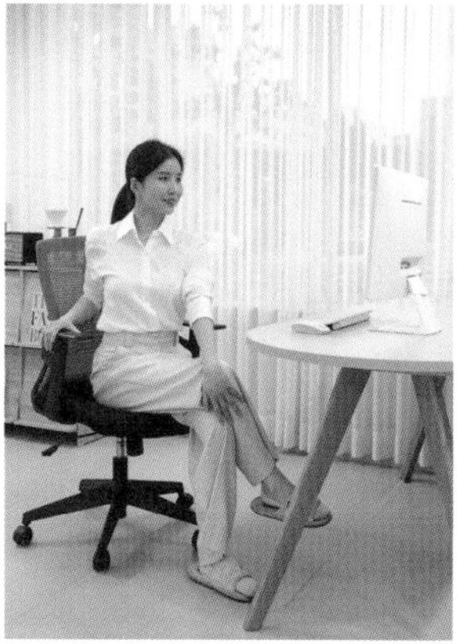

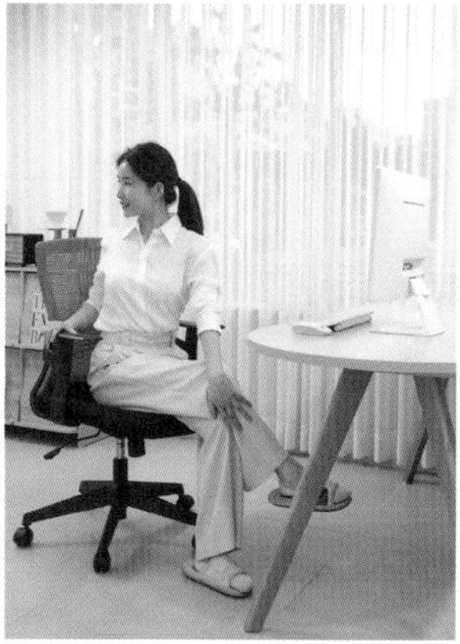

01 한 다리를 반대 다리 무릎 위에 가볍게 포개어 줍니다.

02 내쉬는 숨에 몸통 비틀어 주면서 시선도 따라갑니다.

03 4자 다리 만들기

좌, 우 15초 x 2회

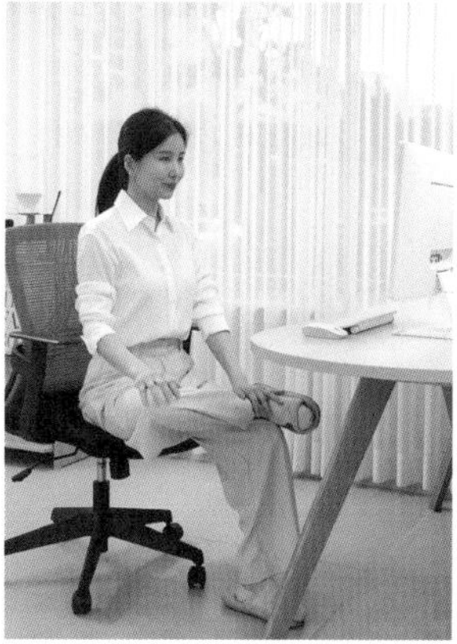

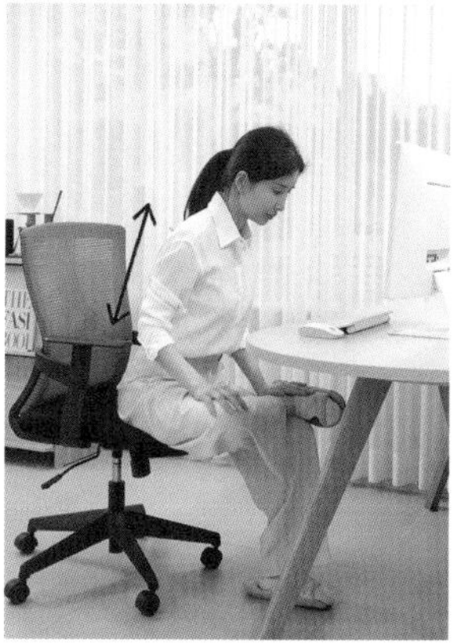

01 오른 다리 발목을 왼 다리 무릎 위에 올려놓습니다.

02 내쉬는 숨에 상체 숙여 엉덩이 근육을 풀어줍니다. 등은 곧게 펴줍니다.

벽을 이용한 스트레칭

" 자세 교정에 좋은 초간단 동작!
벽만 있다면 어디든 가능해요! "

01 아킬레스건 스트레칭

좌, 우 15초 x 2회

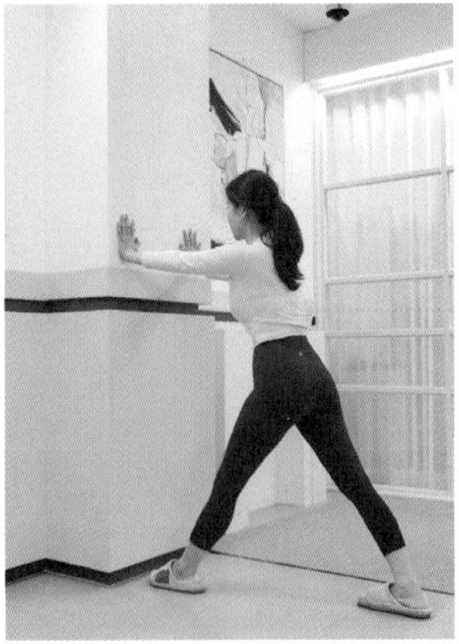

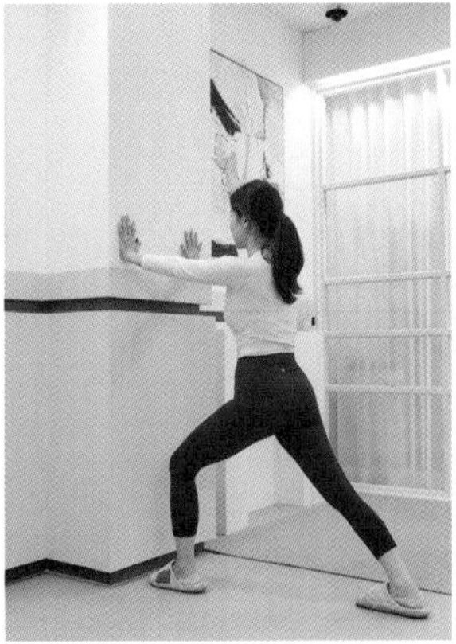

01 벽을 짚고 서서 늘리려는 다리는 뒤로 뻗어줍니다.

02 내쉬는 숨에 앞다리 무릎을 구부립니다. 이때 뒤쪽 발뒤꿈치는 바닥에서 떨어지지 않고 무릎도 펴진 상태를 유지합니다. 다리 간격을 넓게 할수록 자극은 강해집니다.

02 가슴 스트레칭

좌, 우 15초 유지

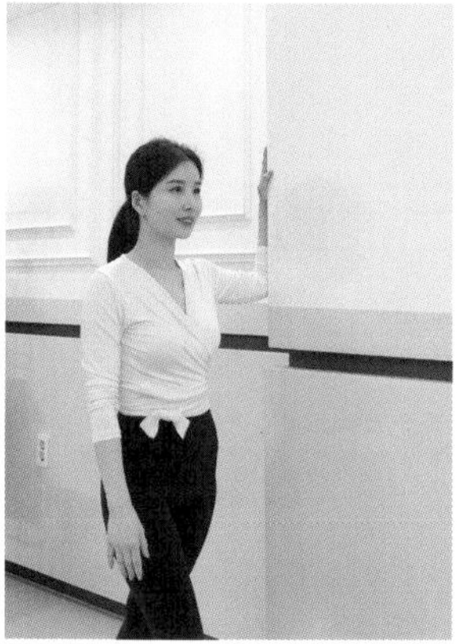

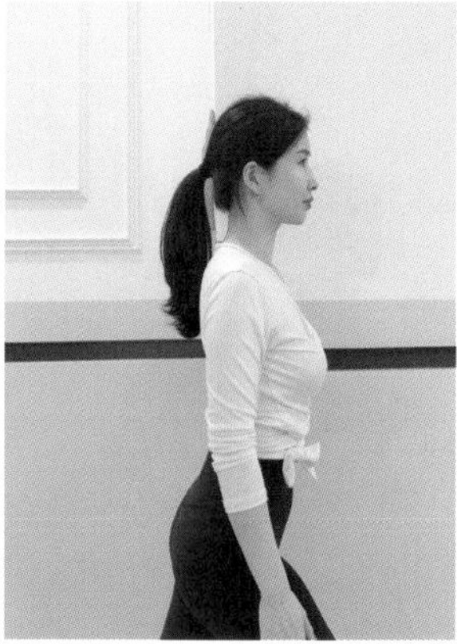

01 벽의 모서리에 팔의 전완을 걸쳐줍니다.

02 한 다리를 앞으로 꺼내고 무게중심을 앞으로 보내어줍니다. 이때 가슴은 정면 바라봅니다. 팔의 각도를 60°, 90°, 120°로 다양하게 만들어 진행합니다.

03 어깨 스트레칭

좌, 우 15초 x 2회

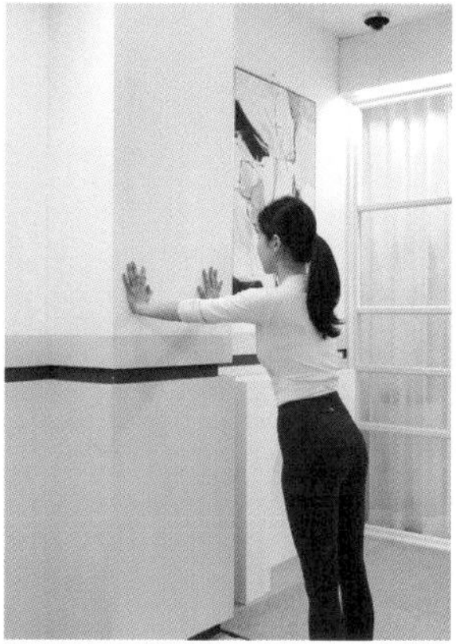

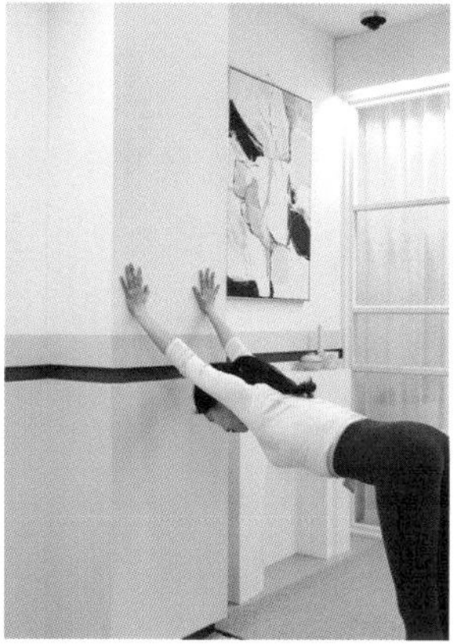

01 양손을 어깨높이로 짚어줍니다.

02 뒤로 물러나 엉덩이를 빼주며 등과 허리를 쭉 펴줍니다.

오십견 예방
밴드 스트레칭

"어깨에 좋은 움직임으로 구성했어요. 수건을 이용해도 좋아요."

01 앞에서 뒤로 돌리기

10회 반복

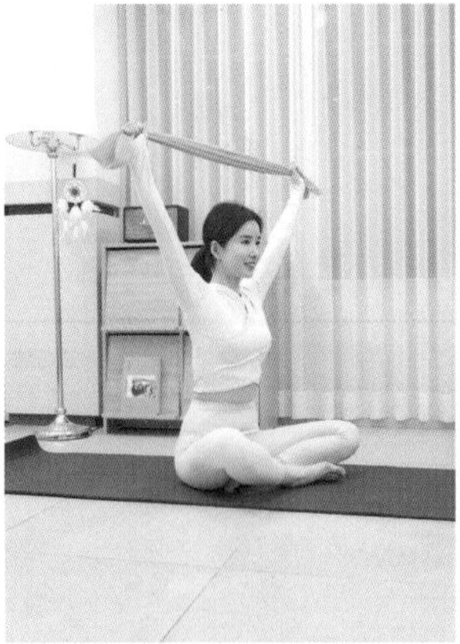

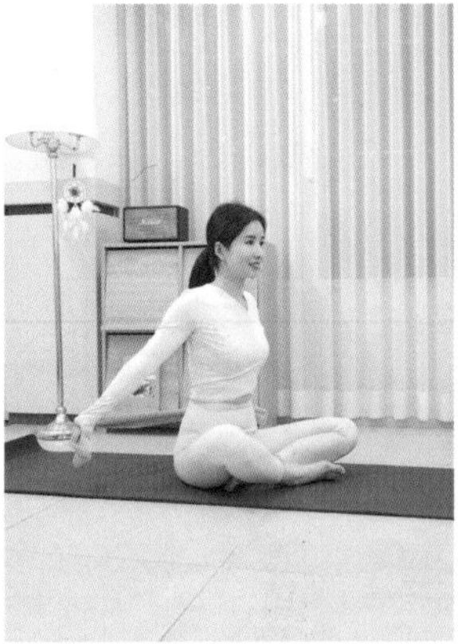

01 밴드를 양손으로 잡고 준비합니다. 마시는 숨에 머리 위로 팔을 듭니다.

02 내쉬는 숨에 밴드를 등 뒤로 보내 줍니다. 개인의 어깨 상태에 맞게 밴드 폭을 조절해줍니다.

02 옆으로 돌리기

10회 반복

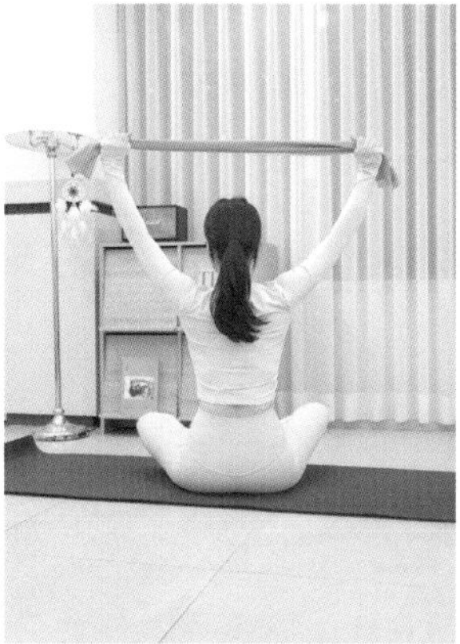

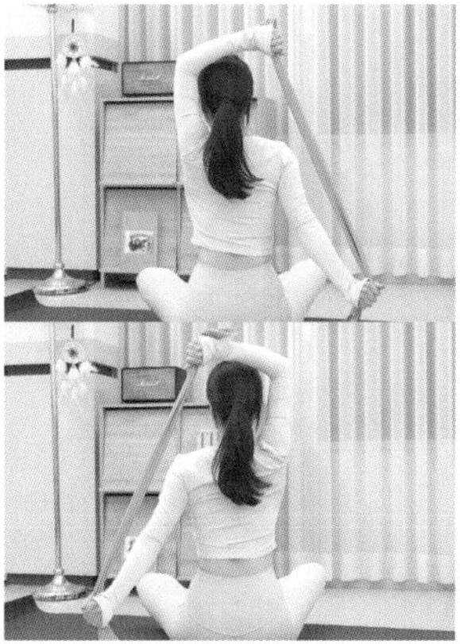

01 밴드를 양손으로 잡고 머리 위에서 준비합니다.

02 내쉬는 숨에 오른 손바닥 왼손 머리 위로 원을 그려 내려갑니다. 마시면서 올라오고 내쉬면서 왼쪽으로 무지개 그려줍니다.

03 뒤에서 위아래로 움직이기

좌, 우 10회 반복

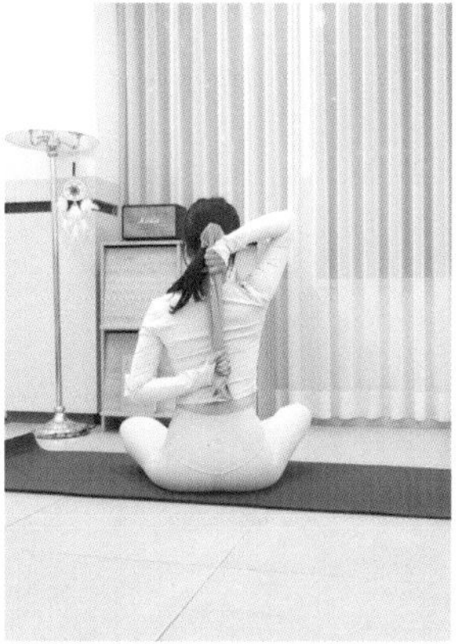

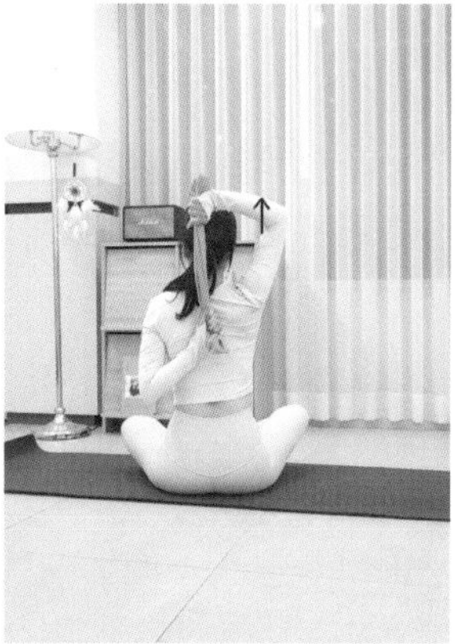

01 등 뒤에서 양손으로 밴드를 잡아줍니다.

02 위에 있는 손으로 밴드를 당겨 아래 있는 손이 달려 올라오도록 합니다. 오른쪽 어깨에 오십견이 있다면 오른팔을 아래에 두고 연습을 꾸준히 해줍니다.

굽은 등 교정 폼롤러 스트레칭

"등과 어깨가 결린다면 잠자고 있는 폼롤러를 소환해보세요."

01 흉추 스트레칭

10회 반복

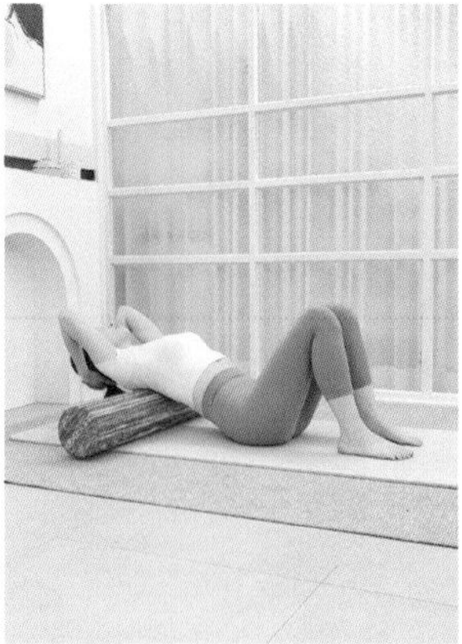

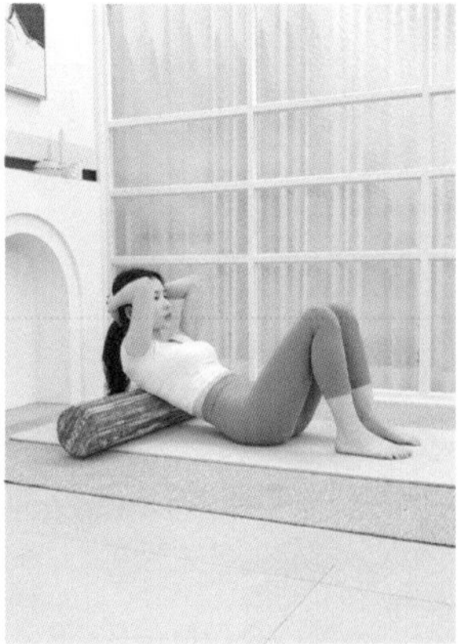

01 폼롤러를 날개뼈 아래 각에 두고 두 손은 깍지 껴서 머리 뒤를 받쳐줍니다. 숨을 마시면서 가볍게 뒤로 젖혀 가슴을 열어줍니다.

02 내쉬면서 올라와 시선 앞을 바라봅니다.

02 어깨 & 가슴 스트레칭

15초 유지

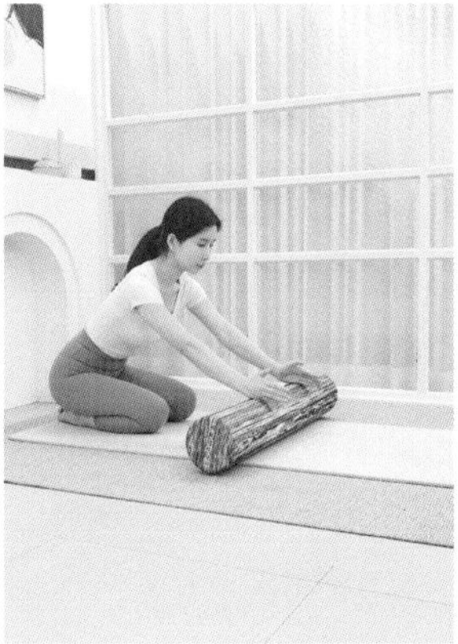

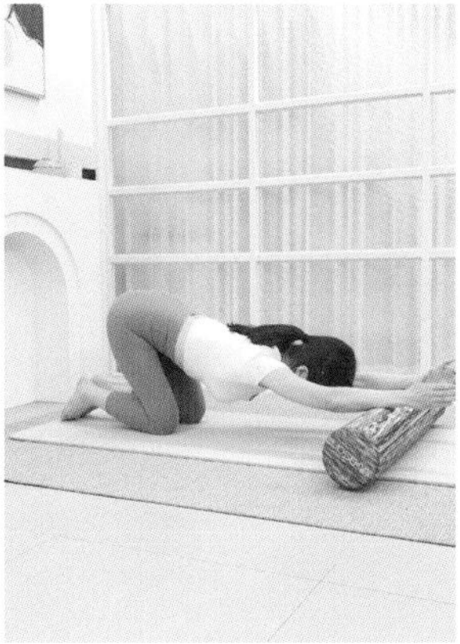

01 무릎을 꿇고 새끼 손날을 폼롤러 위에 올려줍니다.

02 천천히 폼롤러를 앞으로 굴려 팔을 뻗어 등과 가슴을 펴줍니다.

03 가슴 스트레칭

10회 반복

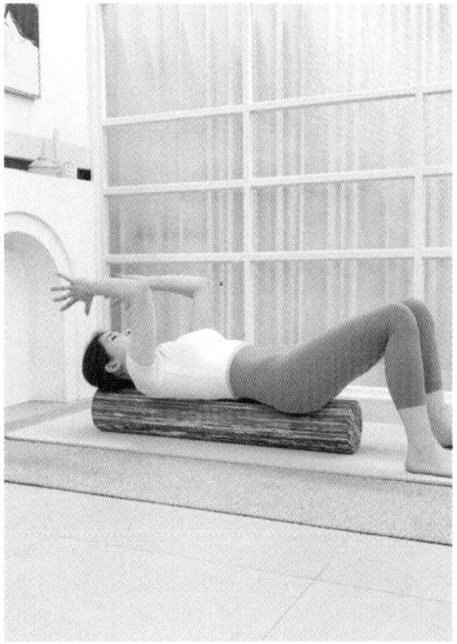

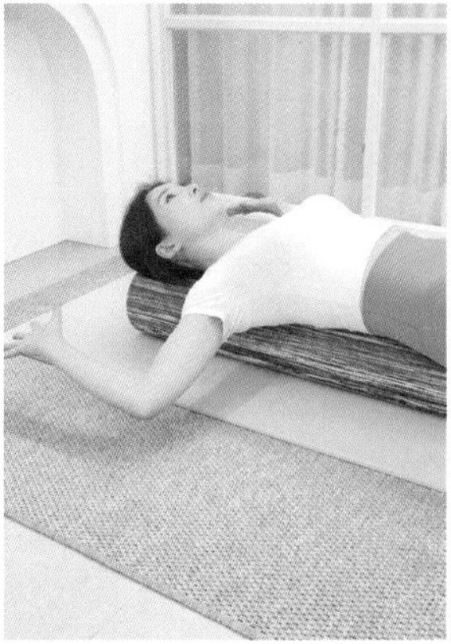

01 폼롤러에 세로로 누워 준비합니다. 양팔을 얼굴 앞에서 직각으로 구부려줍니다.

02 내쉬는 숨에 양옆으로 활짝 열어줍니다. 팔꿈치의 각도를 유지합니다.

퇴근 후, 스트레칭

초판1쇄 발행 2023년 03월 22일
초판2쇄 발행 2024년 06월 22일

지은이 정민교, 김수지
펴낸이 최병윤
편　집 이우경

펴낸곳 리얼북스
출판등록 2013년 7월 24일 제2022-000213호
주소 서울시 마포구 월드컵로10길 28, 202호
전화 02-334-4045 팩스 02-334-4046

종이 일문지업
인쇄 수이북스

ISBN 979-11-91553-53-6 10510
ISBN 979-11-91553-54-3 14510 (세트)
가격 15,800원